HEYNE

Das Buch
Seit über 30 Jahren erforscht Cyndi Dale die verborgenen Kräfte des feinstofflichen Körpers und hat zahllosen Klienten geholfen, ihr körperliches und seelisches Wohlbefinden wieder zurück zu erlangen. In diesem Buch macht sie ihre faszinierenden Energietechniken für jeden Menschen anwendbar, um körperliche und seelische Wunden zu heilen, die innere Mitte wiederzufinden oder spirituelle Führung aus der geistigen Welt zu erhalten.

Die Autorin
Cyndi Dale, international bekannte Heilerin und Autorin zahlreicher erfolgreicher Bücher, beschäftigt sich seit Jahren sowohl mit den traditionellen Heilmethoden verschiedenster Kulturen als auch mit moderner integrativer Medizin. Ihr Buch *Der Energiekörper des Menschen*, eine einzigartige Enzyklopädie der feinstofflichen Anatomie, wurde weltweit zum Bestseller und gilt als das aktuelle Standardwerk der Energiemedizin. Cyndi Dale lebt in Minneapolis, Minnesota, wo sie die Beratungsfirma *Life Systems Services* leitet.
www.cyndidale.com

CYNDI DALE

Das große Buch der feinstofflichen Energien

Heilung, Lebenskraft, innere Stärke

Das Praxisprogramm

Aus dem Englischen übersetzt
von Juliane Molitor

WILHELM HEYNE VERLAG
MÜNCHEN

Die in diesem Buch vorgestellten Informationen und Empfehlungen sind nach bestem Wissen und Gewissen geprüft. Dennoch übernehmen die Autorin und der Verlag keinerlei Haftung für Schäden irgendwelcher Art, die sich direkt oder indirekt aus dem Gebrauch der hier beschriebenen Anwendungen ergeben. Bitte nehmen Sie im Zweifelsfall bzw. bei ernsthaften Beschwerden immer professionelle Diagnose und Therapie durch ärztliche oder naturheilkundliche Hilfe in Anspruch.

Der Verlag behält sich die Verwertung der urheberrechtlich geschützten Inhalte dieses Werkes für Zwecke des Text- und Data-Minings nach § 44 b UrhG ausdrücklich vor. Jegliche unbefugte Nutzung ist hiermit ausgeschlossen.

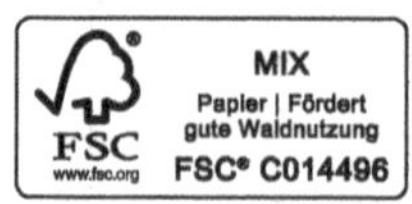

Penguin Random House Verlagsgruppe FSC®-N001967

3. Auflage
Taschenbucherstausgabe 07/2021

Copyright © 2018 der deutschsprachigen Ausgabe
by Lotos Verlag München,
in der Penguin Random House Verlagsgruppe GmbH
Copyright © 2021 dieser Ausgabe by Wilhelm Heyne Verlag, München,
in der Penguin Random House Verlagsgruppe GmbH,
Neumarkter Straße 28, 81673 München
Alle Rechte sind vorbehalten. Printed in Germany
Redaktion: Dr. Anita Krätzer
Umschlaggestaltung: Guter Punkt, München unter Verwendung von Motiven © BananYlia / Thinkstock und © Alpha C / Thinkstock
Illustration Seite 43 © Mary Ann Zapalac
Illustrationen Seite 51, 120, 143 © Llewellyn Art Department
Satz: Satzwerk Huber, Germering
Druck und Bindung: GGP Media GmbH, Pößneck
ISBN 978-3-453-70413-8

www.heyne.de

Die in diesem Buch zusammengestellten Informationen sind nicht geeignet, körperliche oder psychische Erkrankungen zu diagnostizieren oder zu behandeln. Bitte wenden Sie sich dazu an einen Arzt oder Therapeuten. Die Autorin und der Verlag übernehmen keinerlei Haftung für irgendwelche Beschwerden, die in die Zuständigkeit eines Arztes oder Therapeuten fallen. Alle Fallgeschichten und Beschreibungen von Personen wurden so verändert, dass niemand wiedererkannt werden kann. Eine Ähnlichkeit mit lebenden oder verstorbenen Personen ist rein zufällig.

Inhalt

Kapitel 3

Kapitel 4

Einleitung

Seit fast dreißig Jahren beschäftige ich mich nun theoretisch mit der Energiearbeit, und beinahe genauso lange wende ich sie praktisch an. Ich habe mindestens 60.000 Klienten begleitet und unter anderem in Ländern wie Japan, Marokko, Wales, Peru, Belize, Costa Rica, Island oder Russland gelernt und gelehrt. Es ist für mich unvorstellbar, in einem anderen Beruf zu arbeiten. Aber ich kann von ganzem Herzen sagen: »Ich wünschte, ich hätte *schon damals* gewusst, was ich *jetzt* weiß.«

Was, wenn ich schon immer die »Geist-zu-Geist-Technik« angewendet hätte, die jetzt mein Markenzeichen ist? Vielleicht wäre ich dann am Ende meiner Arbeitstage nicht so oft derart ausgelaugt und erschöpft gewesen und hätte den Nachhall der körperlichen und seelischen Schmerzen meiner Klienten nicht so stark gespürt. Vielleicht hätte ich Freunden in Not mehr weise Ratschläge gegeben und mich weniger lange mit der Entscheidungsfindung aufgehalten.

Was, wenn ich die Technik »Heilende Ströme der Gnade« früher entwickelt hätte? Vielleicht hätte das kleine Mädchen mit inoperablem Leberkrebs dann noch mehr schmerzfreie Zeit mit seiner Familie gehabt, oder vielleicht wäre es sogar noch am Leben. Vielleicht hätte ich meine Shoppingtouren genossen, statt mir Sorgen um die Menschen zu machen, bei denen ich spürte, dass sie Hilfe brauchten.

Die Liste lässt sich endlos fortsetzen. Ich bin heilfroh, dass ich jetzt meine »Lichtstab-Technik« einsetzen kann, um ebenso meine eigenen stressbedingten Spannungen abzubauen wie die anderer. Ich bin froh, dass ich Menschen helfen kann, auf natürliche Elemente zuzugreifen, um sofort Ruhe oder Energie zu erlangen. Und wie Sie in diesem Buch entdecken werden, bediene ich mich noch einiger anderer Techniken, um von der Heilung psychischer Wunden bis hin zur geistigen Führung alles zu erreichen. Insgesamt würde ich mir jedenfalls nichts sehnlicher wünschen, als diese kraftvollen Techniken früher entwickelt zu haben.

Zwar kann ich die Uhr in meinem eigenen Leben nicht zurückdrehen, aber ich kann *Ihnen* viel Zeit und Mühe ersparen. Darin bestehen das Ziel und das Geschenk dieses Buches. Ich beschreibe hier die wirksamsten Techniken, die ich als Energiearbeiterin in fast dreißig Jahren des beruflichen Umgangs mit »bewegenden Informationen« entwickelt, abgewandelt und eingesetzt habe. Energiearbeit macht sich die Tatsache zunutze, dass alles in dieser Welt, sei es sichtbar oder unsichtbar, aus Energie besteht. Sie geht auch davon aus, dass es zwei grundlegende Arten von Energie gibt. Die feinstoffliche Energie ist nicht messbar und liegt der konkreteren grobstofflichen Energie zugrunde. Wenn Sie die feinstofflichen Energien verlagern, die ein physisches Problem festhalten, haben Sie eine weitaus größere Chance, die materielle Realität zu verändern, als wenn Sie das Problem nur auf der physischen Ebene angehen. Auch wenn Sie sich auf den feinstofflichen Ebenen für Freude, Gesundheit und Liebe öffnen, kann die physische Realität diese viel schneller und dauerhafter für Sie widerspiegeln.

Im vorliegenden Buch erkläre und erörtere ich meine energiebasierten Techniken ausführlich und konkretisiere sie anhand von Fallstudien und Hinweisen für die Anwendung. Diejenigen von Ihnen, die meine anderen Bücher kennen, werden feststellen, dass einige der hier vorgestellten Techniken und Konzepte dort bereits von mir erwähnt wurden. Ich wiederhole manches, etwa die Informationen über Chakras und Intuition, weil diese Dinge für die Praxis von entscheidender Bedeutung sind. Doch in keinem meiner früheren Bücher stelle ich meine Techniken so ausführlich vor wie hier. Am häufigsten bitten mich meine Leser um eine ausführlichere Erklärung der von mir vorrangig angewandten Techniken. Wenn ich vor den Teilnehmern eines Kurses stehe, kann ich diesen Wunsch erfüllen. Doch bis jetzt hatte ich nicht die Gelegenheit, meine spezifischen Methoden gründlich zu erörtern und darzustellen. Sie werden aber gleich sehen, dass ich genau das auf den folgenden Seiten tue. Außerdem stelle ich Ihnen eine Vielzahl von Möglichkeiten vor, diese Techniken Ihrer Persönlichkeit und Ihren Bedürfnissen entsprechend einzusetzen.

Jede Technik kann in jedem Bereich Ihres Lebens, sei es privat oder beruflich, angewendet und so angepasst werden, dass sie Ihnen eine physische, psychische und spirituelle Hilfe ist. Die Techniken können auch abgewandelt werden, um allen möglichen Menschen zu helfen (oder mit ihnen klarzukommen) – Ihnen selbst, Ihren Lieben, Kollegen, Klienten und Kindern. Sie können sogar für Tiere und andere Lebewesen wie Bäume oder sonstige Pflanzen sowie für Verstorbene und Bewohner anderer Welten eingesetzt werden.

Insgesamt verhilft Ihnen der Einsatz der Techniken in diesem Buch zu Folgendem:

- Sie bekommen eine Reihe von einfachen, sicheren und ethisch einwandfreien Methoden an die Hand, die Sie jederzeit und zu fast jedem Anlass einsetzen können.
- Sie setzen klare Grenzen in allen Bereichen Ihres Lebens und wahren sie, ganz egal, was andere tun.
- Sie sind bei Bedarf offen für eine sichere und liebevolle geistige Führung.
- Sie bekommen Zugang zu kraftvollen Heilenergien für sich und andere.
- Sie ziehen günstige Gelegenheiten an und ergreifen wirkungsvolle Maßnahmen, um Ihre Ziele zu erreichen.
- Sie lassen sicher und effektiv negative Energien und Anhaftungen los, etwa an bestimmte Wesen oder gefährliche Menschen.
- Sie sind absolut integer, wenn Sie energetisch arbeiten.
- Sie führen ein erleuchtetes Leben voller Liebe und Lachen und genießen alle Gaben einer menschlichen und göttlichen Existenz.

Wie kann man mit einer Handvoll Techniken so viele Ziele erreichen? In den in diesem Buch beschriebenen Techniken spiegeln sich vier Ecksteine oder Säulen der Wahrheit wider, die auf folgende Weisen einen wesentlichen Kern der Menschheit bilden:

Geschichte: Jede Technik ist in einer bewährten kulturellen Tradition verwurzelt und beruht häufig auf Konzepten, die in den meisten mystischen Gesellschaften zu finden sind.

Naturwissenschaft: Die Wirksamkeit dieser Techniken kann über Energie erklärt werden. Daher sind sie naturwissenschaftlich verankert.

Spiritualität: Die Prozesse gehen von einer höheren Macht aus, wie immer sie auch heißen mag. In diesem Buch spreche ich vom »Geist«, aber Sie können dieses Wort durch einen Begriff Ihrer Wahl ersetzen: Gott, Allah, Universum, Schöpfer, Großer Geist, Göttliches, Heiliger Geist, Göttin, Christus, das Geliebte oder sogar das Gute im Menschen. Die hier vorgestellten Techniken funktionieren unabhängig von Ihrer Religion oder Ihren spirituellen Überzeugungen, denn sie sind die Summierung der höchsten Ursprungsweisheit, die wir verstehen können.

Innovation: Wir müssen uns dessen bewusst sein, dass wir in einer anderen Zeit leben als unsere Vorfahren. Aus diesem Grund habe ich die tradierten Techniken aktualisiert. Wir sind mit ganz anderen Herausforderungen konfrontiert als unsere Vorfahren, etwa mit Elektrosmog, einem ständigen Geräuschpegel und vielem mehr. Die Tatsache, dass ich die Techniken an unsere Zeit angepasst habe, damit sie auf aktuelle Belastungen angewendet werden können, bedeutet, dass Sie sie zusätzlich noch an Ihr einzigartiges Selbst anpassen können.

Zum Aufbau dieses Buches sei gesagt, dass die ersten beiden Kapitel sozusagen die Vorspeise bilden und die restlichen das Hauptgericht. Im ersten Kapitel erkläre ich kurz, wie Energie funktioniert. Ich gebe auch grundlegende Informationen über die Chakras, die zu den wichtigsten feinstofflichen Energiestrukturen aller Lebewesen gehören. Häufig bekommen Sie gezeigt, wie Sie die Techniken auf die Chakras anwenden können, die den Wandel auf allen Ebenen gleichzeitig beeinflussen – körperlich, seelisch und geistig. Warum sollte man nicht die schnelle und leichte Veränderung anstreben, welche die Chakras versprechen?

Im zweiten Kapitel präsentiere ich zwei weitere Konzepte, nämlich Intuition und *Sourcing*, das Anzapfen von Quellen. Sie müssen diese Vorstellungen verstehen, wenn Sie die zentralen Energietechniken in diesem Buch anwenden wollen. Was die Intuition betrifft, so gibt es vier Hauptarten von ihr, und zwar zusätzlich zu der Kategorie, die sie alle umfasst. Nachdem Sie etwas über diese Arten von Intuition erfahren haben, wird es Ihnen leichter fallen, die in diesem Buch aufgeführten Übungen durchzuführen, denn die meisten erfordern Intuition.

Sourcing ist meine eigene Wortschöpfung, die davon ausgeht, dass sich Information und Hilfe aus vielen Quellen speisen. Die Kunst, Informationsquellen einzuschätzen und sich für sie zu öffnen, hat ein großes Wort verdient, nämlich *Sourcing*. Manche Quellen sind gut. Andere sind eher schädlich. Manche sind konkret, andere nicht von dieser Welt. Es ist sehr wichtig, dass wir ein Gespür für diese Quellen entwickeln, denn viele unserer Probleme kommen daher, dass wir es mit Informationsquellen zu tun haben, die eher schädlich als nützlich für uns sind. Auf der anderen Seite kann uns Unterstützung aus positiven Quellen um Lichtjahre voranbringen, vor allem wenn es darum geht, zu heilen und Dinge zu manifestieren. Durch die feinstoffliche Energiebrille betrachtet, werden negative Verbindungen oft von unsichtbaren Fesseln, den Anhaftungen, aufrechterhalten. Alle Übungen in diesem Buch zeigen Ihnen eine Vielzahl von Möglichkeiten auf, wie Sie sich von diesen Ketten befreien können.

Jetzt werden wir aktiv. In jedem der folgenden Kapitel wird eine andere von mir entwickelte Übung erläutert. Die folgenden Zusammenfassungen der Techniken sollen Ihnen Appetit auf das gesamte Menü machen.

Geist-zu-Geist: Hierbei handelt es sich um einen alles umfassenden Prozess für den sicheren Zugriff auf Informationen sowie für das Heilen, Manifestieren, Beten, Meditieren und noch mehr. Er setzt auch energetische Grenzen und sichert stets das beste Ergebnis, was auch immer das Anliegen sein mag. Als Technik ist Geist-zu-Geist einzigartig, und im dritten Kapitel werden verschiedene Möglichkeiten beschrieben, diese Technik einzusetzen. Sie bildet zudem die Grundlage der anderen Techniken in diesem Buch, die alle mit Geist-zu-Geist eröffnet werden.

Heilende Ströme der Gnade: Diese Technik kann in jeder Situation eingesetzt werden, in der Veränderung, Transformation, Heilung oder eine Befreiung von negativen Quellen oder Themen nötig ist. Wie Geist-zu-Geist kann auch dieser Prozess sowohl unabhängig als auch gemeinsam mit den anderen in diesem Buch vorgestellten Techniken eingesetzt werden. Er wird im vierten Kapitel erstmals vorgestellt und anschließend in fast jedem nachfolgenden Kapitel erwähnt.

Transformation durch die Elemente: Ich arbeite mit elf feinstofflichen Elementen. Sie bilden die natürlichen Elemente, welche die physische Realität ausmachen. Wenn man die verschiedenen Arten des Arbeitens mit diesen feinstofflichen Elementen versteht, kann man nahezu jedes Ziel erreichen, vom Beseitigen von Negativität bis zum Energetisieren des Körpers. Die Elemente werden im fünften Kapitel vorgestellt, tauchen aber in diversen Folgekapiteln immer wieder auf.

Lichtstab: Bei dieser einfachen Technik, die im sechsten Kapitel beschrieben wird, setzt man einen Finger ein, um unmittelbare Reaktionen zu erzwingen.

Innerkörperliches Reisen: Dies ist eine unglaublich sichere Methode, um in andere Zeiten und an andere Orte zu reisen und Einsichten, Informationen und heilende Energien zu gewinnen. Die meisten außerkörperlichen oder Seelenreisetechniken machen Sie durch negative Kräfte verwundbar. Dieser einfache Prozess wird im siebten Kapitel erläutert und taucht in den folgenden Kapiteln immer wieder auf.

Die drei Seelenaufzeichnungen: Die Seele ist eine Art Aufnahmestudio mit drei Hauptbibliotheken. Der Zugriff auf die drei Seelenaufzeichnungen ist entscheidend, wenn es darum geht, sich von früheren Verletzungen und Missverständnissen zu erholen, Kummer und Groll zu heilen und die Wirklichkeit mit den Augen der eigenen Göttlichkeit wahrzunehmen. Nachdem diese Aufzeichnungen im achten Kapitel behandelt wurden, werden Sie ermuntert, Ihr Wissen darüber im neunten Kapitel anzuwenden.

Bewältigung von Traumen und Autoimmunproblemen: Indem Sie Kräfte aufspüren und ungesunde Bindungen lösen, helfen Sie sich und anderen, sowohl Traumen als auch selbst induzierte zerstörerische Muster zu bewältigen. Die Übungen im neunten Kapitel, die diesen Themen gewidmet sind, greifen auf Informationen aus früheren Kapiteln zurück.

Die vier Zonen der Seele: Vor jeder Inkarnation durchläuft die Seele vier Zonen oder Stadien. Das Verstehen dieser im zehnten Kapitel dargestellten Zonen bildet den Schlüssel zur Veränderung Ihres Schicksals, zum Loslassen blockierender Erinnerungen an frühere Leben und negativer Anhaftungen, zur Schmerzlinderung, zum Energetisieren des Körpers und zu einem Zustand der Vergebung und Erleuchtung.

Es ist jetzt an der Zeit, dass Sie sich auf das vor Ihnen liegende Abenteuer vorbereiten. Gehen wir also durch das Tor der Weisheit und entdecken, was in Ihrem größeren Selbst liegt.

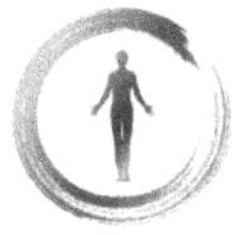

Kapitel 1

Die Energie von allem. Grundlagen

Vor Jahren machten Einsteins Theorien deutlich, dass alles aus Energie besteht. Die wissenschaftliche Gemeinde konnte plötzlich erklären, warum uralte Methoden, die mit Divination, Gebet, Meditation und Intuition arbeiten, sowie verschiedene Arten des ganzheitlichen Heilens so oft erstaunliche und sogar an Wunder grenzende Resultate erbringen konnten.

Energie ist überall und setzt alles zusammen. Sie fließt von einem Zustand zum anderen und verändert sich dabei ständig. Sie kann aber nicht zerstört werden. Und weil wir wie alles andere aus Energie gemacht sind, sind wir alle miteinander verbunden und beeinflussen einander mit jedem Gedanken, jedem Wort und jeder Tat. Wegen des vernetzten Charakters von Energie kann eine leichte Verschiebung der feinstofflichen Energien, die der physischen Realität zugrunde liegen, eine enorme Veränderung in der konkreten Welt hervorbringen. Und noch besser ist, dass diese Veränderungen ganz einfach herbeigeführt werden können, etwa indem wir eine neue Überzeugung oder Auffassung annehmen, eine Entscheidung überdenken oder einer intuitiven Ahnung folgen.

Dies soll keine wissenschaftliche Abhandlung zur Präsentation von ein paar Daten sein. Ich will Sie vielmehr darin unterstützen, dass Sie die Techniken in diesem Buch so mutig und häufig einsetzen, wie Sie möchten. Deshalb werde ich Ihnen in diesem Kapitel helfen, das Wesen der Energie zu verstehen. Dadurch bekommen Sie einen besseren Zugang zu Ihrer angeborenen Fähigkeit, die Wirklichkeit zu verwandeln. Dann können Sie Ihr Leben leichter in Richtung Freude, Gesundheit und liebevolle Beziehungen steuern.

Um dieses Ziel zu erreichen, erörtere ich zu Beginn dieses Kapitels das Wesen der Energie. Weiter geht es dann mit einer Diskussion der Unterschiede und Gemeinsamkeiten zweier grundlegender Arten von Energie, nämlich der grobstofflichen und der feinstofflichen Energie. Sie werden sehen, warum die Techniken in diesem Buch darauf abzielen, dass Sie letztlich die feinstofflichen Energien anzapfen können. Und schließlich stelle ich Ihnen eine ganz besondere feinstoffliche Energiestruktur vor, die Chakras. Ich werde Sie auch mit dem »engeren Kreis« der Chakras bekannt machen, der Aura. Auf diese beiden Systeme, vor allem auf die Chakras, wird in diesem Buch häufig Bezug genommen.

Denken Sie daran, wenn Sie sich mit den Grundlagen der Energie vertraut machen, dass Sie schon Ihr ganzes Leben lang energetisch interagieren. Auf einer Ebene sind Sie bereits ein Energieexperte. Mehr Wissen kann Ihnen nur helfen, ein Meister der Energie und daher Ihres persönlichen Schicksals zu werden.

Alles ist Energie. Was das für Sie bedeutet

In der achten Klasse wurde mir im Physikunterricht beigebracht, dass unsere Welt aus Materie besteht. Mir wurde auch gesagt, dass Materie zwar ihre Form bzw. ihren Aggregatzustand ändern könne, wie es beispielsweise Wasser tue, dies aber messbar und vorhersehbar sei.

Damals wusste ich noch nicht, ob ich mich von dieser Erklärung der Wirklichkeit beruhigt oder eingeschränkt fühlen sollte. Einerseits gab mir die Beteuerung, dass das Körperliche vorhersehbar sei, ein Gefühl der Sicherheit. Wenn ich ein Glas Wasser auf den Tisch stelle, ist klar, dass es stehen bleibt, es sei denn, jemand kippt es um oder zerbricht es. Ich konnte mich philosophisch auf eine Welt verlassen, in der Ergebnisse vorhersehbar sind. Andererseits schien, wenn die Realität wirklich vollständig berechenbar und konstant war, meine Fähigkeit, etwas zu verändern, was ich nicht mochte, doch ziemlich begrenzt.

In den letzten Jahrzehnten hat die Wissenschaft die Vorstellung erschüttert, dass die Welt fest und statisch ist. Es hat sich herausgestellt, dass das Universum nicht wirklich aus Materie besteht, sondern aus Energie. Und damit nicht genug – diese Energie ist noch nicht einmal immer konkret oder fest. Nichts bleibt an Ort und Stelle, nichts ist jemals still und unbeweglich. Energie schwingt und bewegt sich ständig. Jenes Glas auf dem Tisch, das so praktisch zu sein scheint? Es ist nur eine Illusion (Walia, 27. September 2014).

Jede Komponente des Glases bewegt sich hin und her, und viele seiner subatomaren Teile sind noch nicht einmal in seiner Nähe. Sicher, Sie können das Glas nutzen. Aber wie sich herausgestellt hat, liegt das daran, dass es irgendeine Art von »Vereinbarung« gibt, auf die ich im nächsten Abschnitt im Zusammenhang mit feinstofflicher Energie noch eingehen werde.

Warum ist es so wichtig zu wissen, dass die Energie die alles beherrschende Kraft ist? Jede in diesem Buch vorgestellte Technik kann Ihr Leben potenziell besser machen, weil die Welt aus sich ständig verschiebenden Energien besteht, nicht etwa aus festsitzenden, unbeweglichen Substanzen. Denken Sie daran. Es ist viel leichter, einen Zweig zu bewegen, der auf dem Boden liegt, als einen Baumstamm, der im Schlamm feststeckt. Doch nichts steckt wirklich fest, kein Tumor, keine schlechte Arbeitsstelle, kein psychisches Problem.

Weil Energie eine sich bewegende Information ist, gibt es zwei wichtige »Schalthebel« die Sie umlegen können, wenn Sie eine Veränderung herbeiführen wollen, nämlich Information und Schwingung. Schauen wir uns zunächst die Informationskomponente der Energie an. Information besteht aus Daten, die bestimmen, dass etwas »es selbst« ist. Die Informationen in den zu einem Glas gehörenden Teilchen machen es diesem möglich, wie ein Glas auszusehen und entsprechend genutzt zu werden. Bei den

Informationen, die den menschlichen Körper regulieren, kann es sich um Erinnerungen handeln oder um Aspekte unserer Seele und unseres Geistes (Pearsall, 11–14). Außerdem informiert unsere Umgebung unseren Körper und macht ihn zu dem, was er ist. Ein einfaches Beispiel dafür ist die Wirkung von Geräuschen und Licht auf unsere Gesundheit. Es konnte nachgewiesen werden, dass zu viel Lärm und zu grelles Licht Stressoren sind, die einen negativen Einfluss auf unsere Biochemie haben, unser Immunsystem schwächen und uns traurig und depressiv machen können. Wir sind »offene Systeme« und reagieren ständig auf die aus unserem Inneren und von außen kommenden Informationen.

Dass Energie Information ist, hat eine große Bedeutung. Bezogen auf Ihr eigenes Leben heißt dies, dass Sie verschiedene Informationen in die Formel, die ein Problem verursacht, einfügen und dieses damit möglicherweise beseitigen können. Sie können auch die Informationen, die einem Wunsch zugrunde liegen, unterstützen oder stärken und diesen damit leichter Wirklichkeit werden lassen. Stellen Sie sich beispielsweise vor, dass Sie keine Gehaltserhöhung bekommen, weil Ihre Eltern Ihnen beigebracht haben, dass Menschen mit Geld gierig und böse sind. Indem Sie diese Überzeugung als unwahr entlarven, befreien Sie sich von ihrer Macht über Sie. Ihre Einstellung, Ihr Handeln und Ihre gesamte Aura verändern sich. Sie können jetzt mehr günstige Gelegenheiten anziehen und darauf reagieren. Und noch etwas kommt hinzu: Wenn Sie einen neuen Glaubenssatz in Ihr System einbringen, etwa, dass eine finanzielle Verbesserung für Sie und Ihre Lieben etwas Positives wäre, laufen Sie vielleicht zur Hochform auf. Sie können sich besser positionieren, um eine Gehaltserhöhung zu bekommen oder sich auf eine neue Arbeitsstelle zu bewerben.

Die andere Eigenschaft von Energie ist Schwingung oder Bewegung. Wie gesagt enthält Information eine beliebige Anzahl von konkreten materiellen Komponenten, die lange genug zusammenwirken, um den Anschein von Beständigkeit zu erzeugen. Aber so stabil und greifbar ein Objekt oder Ereignis auch erscheinen mag – es ist es nicht. Alle Atome sind in ständiger Bewegung. Tatsächlich sind die Atome, die jede beliebige physische Substanz bilden können, durch Energiewirbel verbunden, die sich kontinuierlich drehen. Diese Wirbel bestehen aus subatomaren Teilchen, die von Ort zu Ort sausen, auch durch ganze Dimensionen und Zeiträume (Walia, 27. September 2014).

Energie als Schwingung ist besonders für diejenigen aufregend, die auf der Suche nach einer positiven Veränderung sind. Denn indem Sie die Schwingung verändern, verändern Sie die Realität. Indem Sie die Miniwirbel, die spezifische Atome zusammenhalten, aufbrechen oder neu anordnen und andere Schwingungen einbringen, verwandeln Sie möglicherweise eine tödliche Mikrobe in eine, die nicht tödlich ist, lösen einen Tumor auf, ziehen eine lang ersehnte Liebe an oder erreichen so ziemlich jedes andere Ziel.

Kommt Ihnen das unrealistisch vor? Ist es aber nicht. Schauen Sie sich die eigenartige und wundervolle Welt der Kymatik an. Die Kymatik erforscht die sichtbar gemachten Schwingungen von Klängen. Ganz allgemein gesagt zeigen kymatische Studien, dass verschiedene Klänge, die aus Schwingungsfrequenzen zusammengesetzt sind, unterschiedliche Formen bilden. Wenn Sie beispielsweise einen bestimmten Ton über einem mit Sand bestreuten Teller singen, erscheint ein bestimmtes geometrisches Muster. Wenn Sie den Ton und damit die Schwingung verändern, bildet sich ein anderes Muster (Cymascope, »Introduction«). Sie können Schwingungen also so weit modifizieren, dass im Sand ein anderes Muster entsteht. Ähnliches ist sicher auch mit anderen Substanzen möglich.

Die Kunst des Veränderns von Energie wird »Energiearbeit« genannt. In der Regel dient Energiearbeit dazu, Energie zu aktivieren und in Richtung eines optimalen Ergebnisses zu lenken. Energiearbeit war in zahlreichen Kulturen und Epochen sehr wichtig, wenn auch unter anderen Namen bekannt. Die Begriffe, die dafür verwendet wurden, kennen Sie vielleicht eher, etwa Glaubensheilung, Handauflegen, schamanisches Heilen, Chakrabalancing, ganzheitliches Heilen, Geistheilung, Gebetsheilung, Meditation, integrative Medizin, alternative Medizin, östliche Medizin oder Energiemedizin. Weil alles aus Energie besteht, könnten wir sogar sagen, dass eine gesündere Ernährung eine Form von Energiearbeit ist, und zwar ebenso wie eine Operation, die Einnahme verschreibungspflichtiger Medikamente oder das Training im Fitnessstudio.

In diesem Buch werden Methoden vorgestellt, die Ihnen zeigen, wie Sie zu Ihrem eigenen und zum Wohl anderer zur Energiearbeiterin oder zum Energiearbeiter werden können. Bedeutet dies, dass ich Ihnen eine Empfehlungsliste für Nahrungsmittel oder Verhaltensweisen gebe?

Nein, auch wenn ich durchaus weiß, wie wichtig es ist, auch im Alltag etwas zur Verbesserung des eigenen Lebens zu tun. Vielmehr geht es bei den Energiearbeitsmethoden in diesem Buch darum, Ihnen bei der Veränderung einer bestimmten Art von Energie zu helfen und dadurch für mehr Glück, Gesundheit und Wohlstand zu sorgen. Ich bezeichne diese Energie als »feinstoffliche« Energie und möchte Ihnen nun erklären, was ich damit meine.

Feinstoffliche und grobstoffliche Energien. Warum »feinstofflich« werden?

Während alles aus Energie besteht, die wir als sich bewegende Information definiert haben, gibt es zwei grundlegende Energiearten, nämlich feinstoffliche und grobstoffliche Energien. Es ist wichtig, dass Sie die Unterschiede zwischen diesen Energien kennen und auch wissen, worin sie sich ähnlich sind, denn dies wird Ihnen helfen, die hier vorgestellten Methoden, die darauf abzielen, mit den feinstofflichen Energien zu interagieren, richtig einzusetzen.

Grobstoffliche Energien sind diejenigen, die fest und konkret erscheinen. Ihr Wirken wird traditionell mit den Gesetzen der klassischen Physik erklärt. Sir Isaac Newton, einer ihrer Gründerväter, hätte es letztlich vielleicht so formuliert: »Man hat, was man sieht.« Nach dieser Weltanschauung bleibt unser bereits erwähntes Glas auf dem Tisch, bis es weggenommen oder zerbrochen wird.

Feinstoffliche Energien gelten als nicht sichtbar und nicht messbar. Wunder, Telepathie, außersinnliche Aktivitäten, spirituelles Bewusstsein und andere rätselhafte Dinge werden in der Regel dem Wirken feinstofflicher Energien zugeschrieben. Das sind die schwer zu beschreibenden Energien, die Zeit und Raum überschreiten. Sie machen es uns möglich, mit Toten zu sprechen und alle Formen von Intuition und Mystik zu erfahren.

Feinstoffliche Energie hat im Laufe der Jahrhunderte viele Namen bekommen. Im Hinduismus wird sie *Vril*, *Shakti* und *Prana* genannt, in Madagaskar *Hasina*, in Griechenland *Pneuma*, von den Polynesiern *Mana*, von den Irokesen *Orenda*, von den Lakota *Waken*, in Tibet *Tummo*, in Japan *Ki* und in China *Qi*. Erst vor relativ kurzer Zeit haben Wissenschaftler ihr Etiketten wie Biomagnetismus, Bioplasma, Orgon, Od, Deltronen, Zeitdichte, Biophotonen, bioelektromagnetisches Feld, Biofeld, Torsionsfelder oder dunkle Materie aufgeklebt. Offenbar ist die Vorstellung von einer rätselhaften Superenergie nicht neu und entwickelt sich ständig weiter.

Heute untersuchen die meisten Wissenschaftler die feinstoffliche Energie auf Basis der Quantenphysik, die sich mit den kleinsten Teilchen der Materie befasst. Diese winzigen, subatomaren Partikel heißen Quanten. Sie wurden weiter oben bereits erwähnt, als von den Wirbeln zwischen den Atomen eines Glases die Rede war. Erinnern Sie sich an das Glas? Es ist aus sich ständig verlagernden subatomaren Teilchen oder feinstofflichen, nicht messbaren Energien zusammengefügt – und dennoch überall sofort zu finden.

Die subatomaren Teilchen selbst sind unsichtbar. Wir können sie nicht sehen, und doch sind sie da und agieren in einer Weise, die oft als »spukhaft« bezeichnet wird. Mit diesem Adjektiv wurden sie belegt, weil die Regeln der Quantenrealität genauso rätselhaft sind wie die Quanten selbst. Wenn Sie sich mit einigen der sonderbaren Gesetze der Quantenwelt vertraut machen, wird Ihnen klar, warum die in diesem Buch vorgestellten Techniken so kraftvoll sind.

Sie merken, dass wir in einer Quanten- (oder feinstofflichen) Realität leben. Wenn wir ein paar Quantenregeln kennen – und zwar die, die auf unser Bemühen um Veränderung anwendbar sind und alltagssprachlich ausgedrückt und erklärt werden können –, offenbaren sich uns die Möglichkeiten, die wir haben. Zusammengefasst lauten die drei wichtigsten Quantengesetze:

- Quantenteilchen verhalten sich eher wie Wellen als wie eigenständige Einheiten.
- Alles, was jemals verbunden war, bleibt auch weiterhin miteinander verbunden und beeinflusst sich gegenseitig.
- Was Sie bewusst wahrnehmen, trägt zur Gestaltung der physischen Wirklichkeit bei (Orzel, 10. Januar 2010).

Warum ist es wichtig, dass sich Quanten eher wie Wellen verhalten als wie Teilchen? Anders als Teilchen, die eigenständig sind, interagieren Wellen und beeinflussen alles, was sie berühren. Stellen Sie sich vor, was passiert, wenn ein Kiesel ins Wasser geworfen wird. Das Wasser reagiert sofort und interagiert mit dem Kiesel. Aber auch die Fische reagieren, ebenso wie die Pflanzen und mehr. Mit feinstofflichen Energien oder Quanten ist es ähnlich. Wenn Sie eine winzige, subtile Veränderung vornehmen, sei es in der Information oder in der Schwingung, ergeben sich alle möglichen Arten von Veränderungen wie von selbst. Feinstoffliche Energien kräuseln sich unendlich durch Raum und Zeit. Mit anderen Worten, es ist nicht sehr anstrengend, Ihr Leben durch Veränderung der feinstofflichen Energien potenziell zu verändern; jedenfalls viel weniger anstrengend als der Kampf, der zur Veränderung der offensichtlichen Energien führen soll.

»Verschränkung« ist der Begriff, der verwendet wird, um die Tatsache zu bezeichnen, dass sich zwei Objekte, Teilchen oder sogar Menschen, sobald sie einmal in Kontakt waren, weiterhin gegenseitig beeinflussen. Dieses Gesetz kann sich offenbar ebenso durch einen positiven wie durch negativen Einfluss auf Sie äußern. Wenn ein Freund am anderen Ende der Welt plötzlich im Lotto gewinnt, kann das auch Ihnen passieren. Aber wenn dieser Freund krank wird, werden Sie vielleicht auch krank.

Letztlich sind wir alle mit allem und jedem anderen verbunden. Haben Sie schon vom »Kleine-Welt-Phänomen« gehört, das oft auch als »Six degrees of separation« bezeichnet wird? Ihm liegt die Feststellung zugrunde, dass man nur mit sechs Individuen in Kontakt sein muss, um mit allen anderen Menschen auf der Welt verbunden zu sein. Im feinstofflichen Bereich sind wir in ganz ähnlicher Weise mit allen lebenden Wesen verbunden, aber auch mit allem und jedem, tot oder lebendig, belebt oder unbelebt, mit dem wir jemals in Beziehung gestanden haben. Und mehr noch: Sie können theoretisch mit dem Finger schnipsen und sofort wieder mit jedem dieser Wesen oder Dinge in Berührung sein.

Eine meiner Lieblingsuntersuchungen, in denen dies nachgewiesen werden konnte, wurde von einem Team aus Physikern unter der Leitung von Juan Yin an der University of Science and Technology of China in Shanghai durchgeführt. Das Team ordnete der Kommunikation zwischen Photonen oder Quantenwellenteilchen des Lichts, die getrennt wurden, nachdem sie verbunden waren, eine Geschwindigkeit zu. Die Forscher untersuchten den Zustand eines Photons und maßen die Zeit, die es dauerte, bis bei seinem Partner, der etwa 16 Kilometer von ihm entfernt war, eine Veränderung deutlich wurde. Sie behaupteten, die langsamste Geschwindigkeit habe das 10.000-Fache der Lichtgeschwindigkeit betragen (Emspak, 15. März 2013).

Im Zusammenhang mit den in diesem Buch erläuterten Techniken werden Sie lernen, Ihre feinstofflichen Verbindungen zu analysieren, um sicherzustellen, dass sie eher vorteilhaft als schädlich für Sie sind. Sie werden auch lernen, sich nur mit Menschen oder Wesen zu verbinden, die ich im zweiten Kapitel als »Quellen« bezeichne und die Sie garantiert unterstützen. Ich habe festgestellt, dass viele Probleme meiner Klienten verschwinden, wenn sie ihre negativen Bindungen lösen und sich ausschließlich für positive öffnen. Eine meiner Klientinnen beispielsweise bekam eine Krankheit nach der anderen, darunter Fibromyalgie, Arthritis, hoher Blutdruck und andere. Wir fanden heraus, dass sie über die feinstofflichen Reiche an mehrere verstorbene Vorfahren gebunden war und genau die Krankheiten durchlebte, die diese gehabt hatten, als sie noch lebten. Sobald wir diese Bindungen liebevoll gelöst hatten, was viele der in diesem Buch beschriebenen Techniken ermöglichen, erholte sich meine Klientin. Inzwischen bekommt sie kaum mehr als eine Erkältung.

Es ist wichtig zu erkennen, dass eine Verschiebung der feinstofflichen Energie die physische Wirklichkeit verändern und sogar eine neue und verbesserte Version davon erschaffen kann. Diese Behauptung stützt sich auf ein Quantengesetz, das besagt, dass der Beobachter das Ergebnis beeinflusst. In der Tat weisen viele Quantenphysiker darauf hin, dass sich ein Aspekt der physischen Realität nur dann verwirklichen kann, wenn sich ein Beobachter für ebendiese Verwirklichung entscheidet.

Dieser Beobachter ist Ihr bewusstes Selbst. Ich definiere Bewusstsein als aktives und gewissenhaftes Gewahrsein und verwende diese Definition aus mehreren Gründen. Zunächst einmal können wir nicht bewusst sein, wenn wir nicht achtsam sind. Natürlich kann sich eine Person ihrer selbst bewusst sein, sich aber kaum um andere kümmern. Diese Art von Ichbezogenheit hat viel Elend auf diesem Planeten hervorgebracht. Viele unserer Probleme sind auch auf eine Art Vereinbarung des Gruppenbewusstseins zurückzuführen, auf eine »Konferenz der denkenden Geister« oder einen Seelenvertrag, der Grausamkeit, Diskriminierung und Hass zulässt. Der wirklich bewusste Mensch muss daher gewissenhaft oder in der Lage sein, Entscheidungen seinem Gewissen, seiner angeborenen Sensibilität für das Gute, gemäß zu treffen und entsprechend zu handeln, sonst betreibt er einfach nur Nabelschau. Liebe, das Ziel des Bewusstseins, ist das höchste aller Ziele. Wir sind nicht nur auf diesem Planeten, um Liebe zu geben und zu empfangen, sondern auch, um ganz bewusst mehr Liebe zu erzeugen, als schon da ist.

Das wichtigste Werkzeug der bewussten Person ist die Intention oder Absicht, die Fähigkeit, die Rolle des Beobachters einzunehmen, der Einfluss auf ein bestimmtes Ergebnis hat. Jede der Techniken in diesem Buch soll Ihnen helfen, ein kluger und gewissenhafter Beobachter Ihrer selbst oder anderer zu werden. In den meisten Übungen fassen Sie einen Vorsatz, um eine bestimmte Veränderung zu bewirken. Sie tun dies, indem Sie eine Aussage formulieren, die eine Veränderung zum Positiven unterstützt. Diese Aussage lenkt die feinstofflichen Energien dann so, dass das bestmögliche Ergebnis erzielt wird. Weil feinstoffliche Energien alle Ebenen der Realität durchdringen, einschließlich anderer Zeiten und Räume, um ganz bewusst zunächst die feinstofflichen Ebenen zu verändern und sich dann den physischen Aktivitäten zuzuwenden, stärken sie den Wandel auf der ganzen Linie.

Zu den Instrumenten, die ein Lenken der feinstofflichen Energien möglich machen, gehören die Chakras, multidimensionale Kraftzentren, die durch Absicht oder Bewusstsein leicht gesteuert werden können. Dabei erzielt die lasergenaue Konzentration, die wir – besonders beim Einsatz meiner Techniken – durch die Chakras leiten, das beste Ergebnis für alle Beteiligten. Der nächste Abschnitt liefert Ihnen eine eingehende Beschreibung der Chakras und gibt Ihnen eine Übersicht über das 12-Chakras-System, das ich entwickelt habe und mit dem ich beruflich und privat ständig arbeite.

Die Chakras. Medien der Transformation

Bei den Chakras handelt es sich um feinstoffliche Energieorgane, auch Energiezentren und Energiekörper genannt, die in vielerlei Hinsicht mit den Körperorganen vergleichbar sind. Als eines von drei Gliedern einer größeren feinstofflichen Energieanatomie tun sie sich mit den feinstofflichen Feldern und Kanälen zusammen, um feinstoffliche Energien zu steuern und über sie auch das physische Selbst.

Jedes Ihrer physischen Organe ist für eine Reihe von Funktionen zuständig und an einer bestimmten Stelle im Körper platziert. In ähnlicher Weise regelt jedes Chakra eine Reihe von Belangen und ist ebenfalls im physischen Körper verankert. Weil die Chakras feinstoffliche Organe sind, können sie jedoch mehr als körperliche Angelegenheiten regeln. Sie haben auch eine Verbindung zu Ihrem Verstand, Ihrer Psyche und Ihrer Seele. Deshalb sind sie nicht nur für physische Funktionen zuständig, sondern übernehmen auch psychische und spirituelle Aufgaben.

Es gibt sieben innerkörperliche Hauptchakras, die jeweils in einem Nervengeflecht verankert sind und mit einer endokrinen Drüse in Verbindung stehen. Vereinfachend gesagt arbeiten diese sieben innerkörperlichen Chakras mit den Körperpartien in ihrer Nachbarschaft zusammen und reagieren auf sie. Beispielsweise korrespondiert das erste Chakra, das im Hüftbereich auf der Höhe des Steißbeins in der Dammgegend liegt, mit Teilen der Hüfte, dem Steißbein, dem Urogenitalsystem, dem Enddarm und den Nebennieren, mit denen es verbunden ist. Die sieben Hauptchakras befinden sich im Hüftbereich, im Unterbauch, im Solarplexus, in der Herzgegend, am Hals, zwischen den Augenbrauen und am obersten Punkt des Kopfes.

Die meisten im Westen bekannten Chakras-Systeme bestehen aus diesen sieben innerkörperlichen Chakras. Es gibt jedoch einige interkulturelle Systeme, die drei bis viele Hundert Chakras beinhalten. Ich arbeite mit den sieben innerkörperlichen und zusätzlich mit fünf außerkörperlichen Chakras. Ein fundiertes Wissen über diese mächtigen Chakras erhöht die Fähigkeit, schrittweise Veränderungen wirkungsvoll zu unterstützen.

Die außerkörperlichen Chakras gehen nur eine lockere Verbindung mit der Wirbelsäule ein, doch wie die sieben innerkörperlichen Chakras ist jedes von ihnen sowohl in einer endokrinen Drüse als auch in einem Körperbereich verankert. Wie die sieben innerkörperlichen Chakras dienen auch die außerkörperlichen Chakras bestimmten physischen und spirituellen Belangen. Und auf der spirituellen Ebene übernimmt jedes der zwölf Chakras bestimmte intuitive Funktionen. Mehr über diese intuitiven Fähigkeiten erfahren Sie im zweiten Kapitel.

Wie gesagt besteht einer der Hauptgründe, warum Chakras für die Energiearbeit entscheidend sind, darin, dass sie außer mit Ihrem Körper auch mit Ihrer Seele, Ihrem

Denken und Ihrem Geist zusammenwirken. Ihre Seele ist der Teil von Ihnen, der von Existenz zu Existenz reist, um Weisheit zu gewinnen und Erfahrungen zu sammeln. Höchstwahrscheinlich ist dies nicht Ihre erste und einzige Inkarnation. Sie haben vermutlich mehrere andere Erdenleben hinter sich und auch auf anderen Planeten und in einer Vielzahl von Sternensystemen gelebt. Zudem haben Sie Zwischenleben auf verschiedenen Existenzebenen geführt. Ihre Seele trägt die Erinnerungen an all diese Erfahrungen sowie Ihre Schlussfolgerungen daraus in sich.

Diese Erinnerungen sind in Ihrem Denken verankert, das eine Matrix oder ein energetisches Netz bildet, welches Informationen für Ihre Seele speichert. Es ist mit einer größeren Matrix verflochten, die von manchen als Nexus bezeichnet wird. Der Nexus zieht sich durch alle Reiche und Dimensionen und verhält sich wie ein gigantisches Internet, indem er Informationen sammelt und verbreitet.

Ihr Denken besteht aus zwei Teilen. Das nicht lokale Denken kann den Nexus leicht anzapfen, um Informationen hoch- und herunterzuladen. Es wird als »nicht lokal« bezeichnet, weil es sich nicht nur an einem Ort befindet. Wenn es mit dem Nexus verbunden ist, ist es überall gleichzeitig. Das lokale Denken basiert in erster Linie auf Ihrem Gehirn und Ihrem Nervensystem. Zwar ist das lokale Denken auf komplizierte Weise mit dem nicht lokalen Denken verbunden, aber wir sind nicht entsprechend geschult, um auf den interdimensionalen Nexus zugreifen zu können. Außerdem schränken unsere dysfunktionalen Überzeugungen, unsere kulturellen Vorurteile und andere

Faktoren unseren Zugriff auf die Ressourcen des Nexus erheblich ein. Chakras nun fungieren wie Zugänge zum Nexus. Deshalb werde ich Sie in diesem Buch häufig dazu anregen, Energiearbeit über die Chakras zu machen.

Ihre Seele schließlich bringt viele der für Sie nützlichen oder schädlichen Fähigkeiten und Überzeugungen selbst hervor. Die Summe der Erfahrungen, die Ihre Seele macht, wird als Ihr Karma bezeichnet. Dieses indische Wort beinhaltet kein Urteil, sondern erkennt lediglich an, dass Ihre Seele sämtliche Informationen aus allen bisherigen Leben in sich trägt und diese bei jeder Inkarnation in den neuen Körper überträgt. Wenn Sie in ein neues Leben eintreten, werden die Themen Ihrer Seele in Ihre Gene, Ihr Unterbewusstsein und andere einflussreiche Teile Ihres Wesens einprogrammiert. Viele der Herausforderungen, mit denen Sie in diesem Leben konfrontiert werden, spiegeln die karmischen Daten Ihrer Seele wider. Wenn Sie beispielsweise in einem früheren Leben wegen Ihrer intuitiven Gaben gehängt wurden, leiden Sie in diesem Leben vielleicht unter Nackenschmerzen. Auf der psychischen Ebene entwickeln Sie möglicherweise Widerstände gegen die Aktivierung Ihrer intuitiven Fähigkeiten, weil Sie eine Wiederholung des einmal Erlebten befürchten.

Viele der in diesem Buch beschriebenen Prozesse werden Ihnen helfen, sich an Erfahrungen aus früheren Leben oder Zwischenleben zu erinnern und »das Karma zu läutern«, das Scham, Angst oder Herausforderungen hervorbringen kann. Sie werden häufig mit einem oder mehreren Chakras interagieren, um diese Ziele zu erreichen.

Der andere wichtige Aspekt Ihres Selbst ist Ihr Geist oder Spirit, der manchmal auch als göttlicher Geist bezeichnet wird. Mehr über diesen Begriff und seine verschiedenen Bedeutungen erfahren Sie im dritten Kapitel. Grundsätzlich ist Ihr individueller Geist identisch mit Ihrem wahren Selbst, das ständig Liebe gibt und empfängt. Alle Techniken in diesem Buch zielen darauf ab, eine vollkommene Verkörperung Ihres Geistes in Ihr jetzt inkarniertes Selbst einzuladen.

Damit es Ihnen leichter fällt, ein passendes Chakra auszusuchen, während Sie eine bestimmte Methode anwenden, oder das Chakra zu verstehen, dessen Einsatz ich empfehle, habe ich »Das Zwölf-Chakras-System« als Grafik eingefügt. In Abbildung 1 sehen Sie die zwölf Chakras sowie eine allgemeine Darstellung der zwölf Auraschichten, die den Körper umgeben.

Die Chakras sind in der Grafik mit Nummern bezeichnet. In der dazugehörigen Beschreibung finden Sie aber auch die Lage des jeweiligen Chakras in der entsprechenden Körperregion mit dem dazugehörigen Organ/der entsprechenden endokrinen Drüse; außerdem seine Farbe, die einer bestimmten elektromagnetischen Frequenz entspricht; körperliche und geistige Korrespondenzen, psychische Themen sowie die jeweilige spirituelle Aufgabe mit Schwerpunkt auf den verfügbaren intuitiven Einsichten. In manchen Systemen werden dem sechsten und dem siebten Chakra andere Farben zugeordnet als hier. So wird das sechste Chakra zuweilen als indigofarben statt violett beschrieben und das siebte Chakra als violett statt weiß. Viele Menschen bevorzugen die Alternative, weil sie dem

Regenbogenspektrum entspricht, das auch in der Natur vorkommt. Außerdem wird Violett gemeinhin als königliche und daher als passende Farbe für das oberste Chakra betrachtet, das spirituellste von allen. Mit Rücksicht hierauf nenne ich in der Erläuterung der Grafik zuerst die von mir bevorzugte Farbe und dann die Alternative. Im Rest des Buches nenne ich nur noch die von mir bevorzugten Farben, aber es steht Ihnen natürlich frei, sie durch andere Farben zu ersetzen.

Das Zwölf-Chakras-System

Erstes Chakra

Lage: Hüftbereich/Nebennieren
Farbe: Rot
Körperfunktionen: reguliert die Hüften, das Urogenitalsystem, den Mastdarm, den Anus und die Nebennieren. Ist auch für alle Grundbelange wie Finanzen, Karriere, Sexualität oder Lebenspartnerschaften zuständig.
Psychische Themen: Wohlverdientheit und Würde; das Recht, zu leben und aufzublühen.
Spirituelle Aufgabe: physische Empathie. Das Einfühlungsvermögen für das, was außerhalb des Selbst im physischen Körper eines anderen vor sich geht.

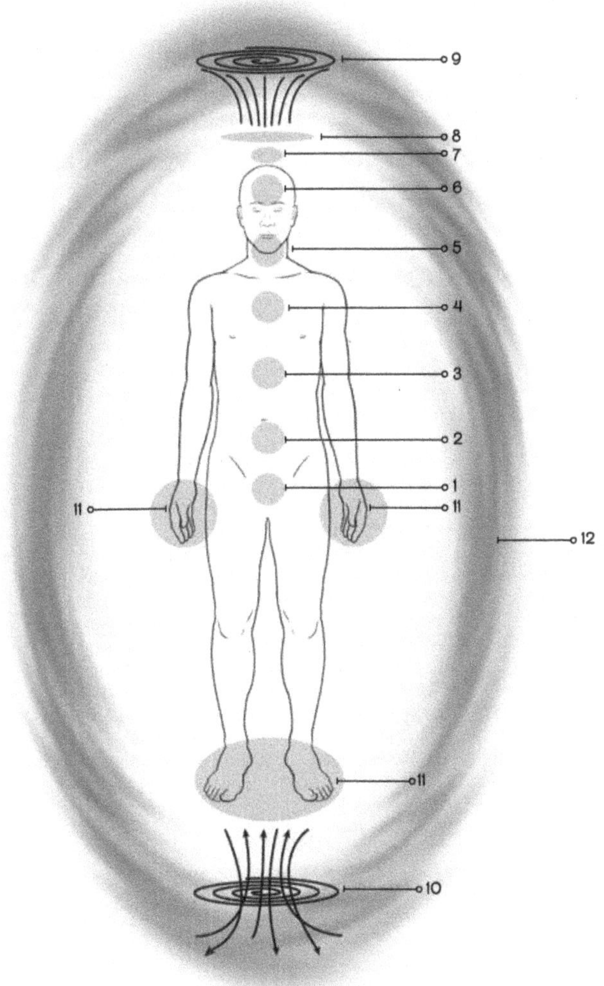

Abbildung 1: *Das Zwölf-Chakras-System*

Zweites Chakra

Lage: Unterbauch/Eierstöcke oder Hoden
Farbe: Orange
Körperfunktionen: steuert Eierstöcke, Hoden, Eingeweide und Kreuzbein.
Psychische Themen: Kreativität. Bestimmt unsere Gefühle und unseren sinnlichen und emotionalen Ausdruck.
Spirituelle Aufgabe: emotionale Empathie. Die Fähigkeit, die Emotionen anderer in sich selbst wahrzunehmen.

Drittes Chakra

Lage: Solarplexus/Bauchspeicheldrüse
Farbe: Gelb
Körperfunktionen: steuert die meisten Verdauungsorgane und Verdauungsprozesse.
Psychische Themen: Willenskraft. Lenkt unser Glaubenssystem, das unser Selbstwertgefühl und unser Selbstbewusstsein beeinflusst, sowie Fragen der Macht und des beruflichen Erfolgs.
Spirituelle Aufgabe: mentale Empathie. Einfühlungsvermögen, das ein Wissen um die Gedanken und Motive anderer ermöglicht.

Viertes Chakra

Lage: Brust/Herz
Farbe: Grün
Körperfunktionen: steuert die Funktionen des Herzens, der Lunge, der Brust und der Arme.
Psychische Themen: Liebe. Regelt den Austausch in Beziehungen zwischen einem selbst, anderen und dem göttlichen Geist.
Spirituelle Aufgabe: Beziehungsempathie. Die Fähigkeit, liebevolle Beziehungen zu andern einzugehen. Bildet auch das Zentrum der Heilung.

Fünftes Chakra

Lage: Hals/Schilddrüse
Farbe: Blau
Körperfunktionen: interagiert mit dem Hals, den Ohren, dem Mund, dem Kiefer und den Zähnen.
Psychische Themen: Kommunikation. Kontrolliert Bereiche, die mit Selbstausdruck und allen Arten von verbaler Kommunikation zu tun haben.
Spirituelle Aufgabe: verbale Begabung. Die Fähigkeit, verbale Botschaften intuitiv zu hören und zum Ausdruck zu bringen.

Sechstes Chakra

Lage: Stirn, zwischen den Augenbrauen/Hypophyse
Farbe: Violett/Indigo
Körperfunktionen: ist mit den Augen, den Nebenhöhlen, Hormonen und der Hypophyse verbunden.
Psychische Themen: Strategie. Überwacht unser Selbstbild und unsere langfristigen Ziele.
Spirituelle Aufgabe: visuelle Begabung. Die Fähigkeit, intuitiv visuelle Darstellungen, Bilder, Formen oder andere bildhafte Botschaften aufzunehmen.

Siebtes Chakra

Lage: Oberster Punkt des Kopfes/Zirbeldrüse
Farbe: Weiß/Violett
Körperfunktionen: ist mit höheren Gehirnfunktionen, der Zirbeldrüse, dem Schlaf und der Stimmung verbunden.
Psychische Themen: Spiritualität. Entscheidet über die Verbindung zwischen dem Selbst und dem Geist.
Spirituelle Aufgabe: Weissagung. Einfühlungsvermögen in den Willen des göttlichen Geistes und Fähigkeit, ihn umzusetzen.

Achtes Chakra

Lage: Thymus. Auch ein Energiefeld, das 2,5 bis 5 Zentimeter über dem Kopf lokalisiert ist.
Farbe: Schwarz oder Silber
Körperfunktionen: ist mit dem Immunsystem verbunden.
Psychische Themen: Karmisch. Bringt unsere Probleme, Gefühle und Bedürfnisse aus früheren Leben und Zwischenleben in dieses Leben.
Spirituelle Aufgabe: Mystik. Reflektiert unsere schamanischen Fähigkeiten, Zeitreisen zu machen und mit Geistern aus allen Reichen in Verbindung zu treten.

Neuntes Chakra

Lage: Zwerchfell. Auch ein Energiefeld, das etwa 30 Zentimeter über dem Kopf lokalisiert ist.
Farbe: Gold
Körperfunktionen: steuert die Atmung und Oxygenierung.
Psychische Themen: Idealismus. Träger der Ideale und spirituellen Gesetze, nach denen wir leben sollen.
Spirituelle Aufgabe: Harmonisierung. Enthält alle positiven Eigenschaften unserer Seele und unterstützt uns bei ihrem Einsatz.

Zehntes Chakra

Lage: Knochen. Auch ein Energiefeld, das etwa 30 Zentimeter unter den Füßen lokalisiert ist.
Farbe: Braun
Körperfunktionen: Ist zuständig für die Gesundheit der Knochen und des Skeletts sowie für unsere Reaktion auf natürliche und anorganische Substanzen.
Psychische Themen: Ahnen. Dieses Zentrum enthält die Erinnerungen unserer Ahnen und verbindet uns mit der Natur.
Spirituelle Aufgabe: Wissen über die Natur. Ermöglicht es uns, mit unseren Ahnen und allen Wesen der Natur zu kommunizieren.

Elftes Chakra

Lage: Muskeln und Bindegewebe. Als Energiefeld konzentriert es sich innerhalb der Aura um die Hände und Füße (siehe den nächsten Abschnitt über die Aura).
Farbe: Rosa
Körperfunktionen: steuert Muskeln und Bindegewebe.
Psychische Themen: Verbindungen. Steuert unsere Überzeugungen über Verbindungen und ihre Nutzung.
Spirituelle Aufgabe: Beherrschen. Enthält unsere Fähigkeit, natürliche und übernatürliche Kräfte zu beherrschen.

Zwölftes Chakra

Lage: Ist mit 32 Punkten im Körper verbunden und auch in der Aura zu finden (siehe den nächsten Abschnitt über die Aura).
Farbe: durchsichtig
Körperfunktion: reguliert die Beziehungen zwischen allen Teilen des Körpers.
Psychische Themen: spirituell. Enthält unsere wesentlichen Überzeugungen und Eigenschaften. Wenn wir dieses Chakra aktivieren, können diese höheren Wahrheiten in das Körperselbst einprogrammiert werden.
Spirituelle Aufgabe: Dieses Chakra enthält die einzigartigen intuitiven Gaben der jeweiligen Person.

Die wichtigsten Partner Ihrer Chakras. Die Schichten der Aura

Jedes Chakra verbindet sich mit einer von zwölf Schichten, die das Aurafeld, auch einfach Aura genannt, bilden. Ingesamt besteht das Aurafeld oder die Aura aus einer Reihe von feinstofflichen Energiegrenzen, die für Sicherheit sorgen, indem sie feinstoffliche Informationen ausfiltern. Jede einzelne Schicht der Aura ist die Erweiterung eines Chakras und hat dieselbe Farbe wie dieses.

Die Aufgabe der Aura besteht darin, feinstoffliche Energiegrenzen zu ziehen. An diesen energetischen Grenzen werden eingehende Informationen genau unter die Lupe genommen, und von hier aus werden Informationen in die Welt geschickt, was letztlich Ihre Beziehung zur Außenwelt und all ihrer Bewohner gestaltet. Jede Schicht wird von den Informationen gesteuert, die aus ihrem Partnerchakra kommen. Das heißt, dass Ihr erstes Chakra im Hüftbereich die erste Schicht der Aura steuert, und so weiter. Alle Schichten der Aura entscheiden darüber, wie Informationen gereinigt und verbreitet werden, und zwar je nach Programmierung des entsprechenden Chakras. Wenn beispielsweise Ihrem ersten Chakra der Glaube einprogrammiert ist, dass Sie Reichtum verdient haben, wird die dazugehörige Schicht Ihrer Aura Möglichkeiten zum Geldverdienen ebenso anziehen wie Menschen, die Sie dabei unterstützen. Wenn der gegenteilige Glaube im Chakra einprogrammiert ist, weist die entsprechende Schicht Erfolg versprechende Situationen oder hilfreiche Personen möglicherweise ab. Man kann also zusammenfassend sagen, dass die Chakras das »Ich in Ihnen« und die entsprechenden Schichten der Aura das »Ich außerhalb von Ihnen« steuern.

Einige der in diesem Buch vorgestellten Techniken beziehen sich auf das Aurafeld. Deshalb möchte ich Sie mit den zwölf Schichten der Aura vertraut machen. Wie Sie in Abbildung 2 sehen können, entspringt die erste Auraschicht der Haut. Darüber liegt die zweite Auraschicht. Ab hier umgeben die Auraschichten einander in numerischer Reihenfolge. Die dritte liegt über der zweiten, die vierte über der dritten und so weiter. Die elfte und die zwölfte Schicht der Aura sind nicht abgebildet. Sie erstrecken sich über die den Körper umgebende achte Auraschicht hinaus.

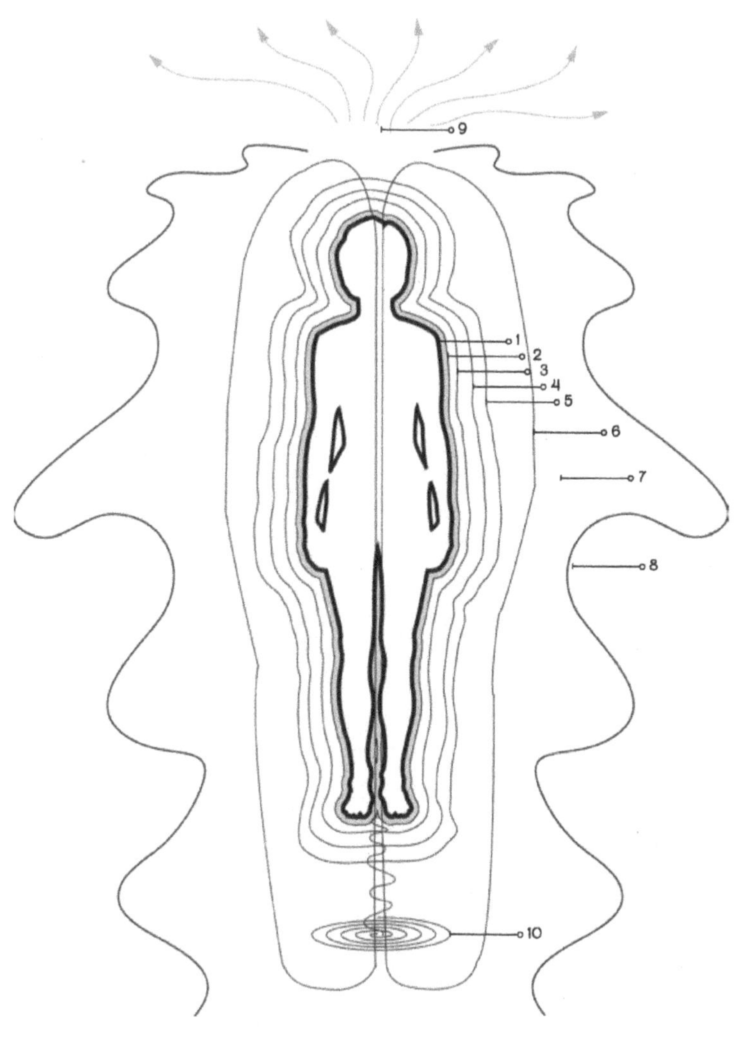

Abbildung 2: *Die Zwölf-Chakras-Aura*

Jetzt, wo Sie einen Eindruck davon haben, wie Energie arbeitet und welche Energien Ihnen zum Gebrauch zur Verfügung stehen, ist es an der Zeit, Grundlegendes über die Intuition und das bereits erwähnte *Sourcing* zu lernen. Nachdem Sie das zweite Kapitel gelesen haben, sind Sie imstande, das in diesem Buch Vermittelte in die Tat umzusetzen.

Zusammenfassung

Alles in dieser Welt (und außerhalb von ihr) besteht aus Energie, die sich bewegende Information ist. Feinstoffliche Energien sind zwar nicht messbar, aber sie liegen den konkreten und berechenbaren physischen Energien zugrunde. Energiearbeit bedeutet das Lenken und Handhaben feinstofflicher Energien, und zwar so, dass Sie Ihre alltägliche Existenz leichter verändern und mehr Freude, Gesundheit und Liebe in Ihr Leben bringen können. Chakras und die ihnen entsprechenden Schichten der Aura sind feinstoffliche Energiestrukturen, zu denen Sie Zugang bekommen können, und zwar über die Themen in Ihrer Seele, Ihrem Denken oder Ihrem Körper, die verhindern, dass Sie Ihren göttlichen Geist, der Ihr wahres Selbst ist, vollständig zum Ausdruck bringen. Die in diesem Buch beschriebenen Techniken zielen darauf ab, dass Sie Ihren göttlichen Geist verkörpern können.

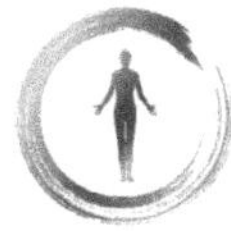

Kapitel 2

Intuition und Sourcing. Vorbereitung auf die Energiearbeit

Voraussetzung dafür, dass Sie feinstoffliche Energien optimal zu Ihrem Vorteil lenken können, ist, dass Sie die Bedeutung von zwei wichtigen Begriffen verstehen: *Intuition* und *Quellen*, aus denen feinstoffliche Informationen fließen. Ausgestattet mit diesem Wissen, werden Sie die feinstofflichen Energien ausfindig machen können, die Sie vor bestimmte Herausforderungen stellen und Ihnen gleichzeitig helfen, die Dinge zu verbessern. Sie werden auch in der Lage sein, die konstruktiven Aspekte Ihres Lebens exponentiell zu stärken und immer höhere Ebenen des spirituellen Bewusstseins und der Freude zu erreichen.

Intuition ist das wichtigste Werkzeug, wenn es darum geht, feinstoffliche Energien zu lesen, einzuschätzen, zu interpretieren und zu lenken. Jedes der im vorangegangenen Kapitel besprochenen Chakras steht mit einer bestimmten intuitiven Gabe oder Art des Empfangens und

Aussendens feinstofflicher Botschaften in Verbindung. Ich unterteile diese intuitiven Gaben in vier Grundarten – physisch, spirituell, verbal und visuell – sowie in einen kombinierten Ansatz, den ich den mystischen Stil nenne. Wenn Sie diese Kategorien besser verstehen, werden Sie auch eher in der Lage sein, die in diesem Buch beschriebenen Techniken anzuwenden.

Sourcing ist meine eigene Wortschöpfung. Ich verwende diesen Begriff, um die Aktivität zu beschreiben, die zu einer richtigen Einschätzung jener Vielzahl von Quellen führt, aus denen feinstoffliche Energieinformationen fließen. Grundsätzlich gibt es weltliche und jenseitige Wesen und Gruppen, von denen Sie sowohl Informationen als auch Hilfe bekommen können. Quellen können hilfreich, neutral oder schädlich sein. In diesem Kapitel stelle ich beispielhaft Quellen vor, die uns zum Anzapfen zur Verfügung stehen. Ich beschreibe auch die Arten von Bindungen, die Menschen in Ketten legen und zu Opfern negativer Quellen machen. Diese Bindungen werden als »Anhaftungen« bezeichnet, und es gibt viele Arten davon. Sie alle werden in diesem Kapitel kurz erklärt, damit Sie sich später, wenn Sie auch die restlichen Kapitel gelesen haben, von ihnen befreien können.

Doch zunächst geht es um das wichtigste Medium für die Transformation feinstofflicher Energie, die Intuition.

Intuition. Ihr »Internetzugang«

Intuition ist die achtsame Lenkung feinstofflicher Energie. Jedes Chakra steht mit bestimmten intuitiven Fähigkeiten in Verbindung, die ich in vier Grundarten unterteile. Außerdem gibt es einen kombinierten Ansatz.

Achten Sie beim Lesen der folgenden Beschreibungen darauf, ob Sie die Intuitionsarten erkennen, die Sie am häufigsten nutzen. Sie werden genügend Gelegenheit bekommen, Ihre am höchsten entwickelten Fähigkeiten einzusetzen und zusätzliche zu aktivieren, wenn Sie die in diesem Buch beschriebenen Techniken anwenden.

Im Folgenden werden die vier wichtigsten Intuitionsarten und der kombinierte Ansatz erklärt. Außerdem zeige ich die jeweils mit ihnen verbundenen Chakras auf.

Physische Intuition

Physisch Intuitive spüren feinstoffliche Energie empathisch oder kinästhetisch. Das heißt, sie spüren die Information in ihrem Körper. Diese Art von Intuition kann noch weiter unterteilt werden, und zwar in drei Unterkategorien.

Physische Empathie: Wenn Sie ein physisch empathischer Mensch sind, spüren Sie die körperlichen Empfindungen anderer in Ihrem eigenen Körper, sobald Sie eine Beziehung mit Menschen, Tieren, anderen Lebewesen oder sogar Wesen aus anderen Welten eingehen.

Vielleicht riechen, schmecken oder fühlen Sie die Information auch oder verarbeiten Sie auf andere Weise körperlich. **Erstes Chakra.**

Emotionale Empathie: Wenn Sie emotional empathisch sind, empfinden Sie die Gefühle anderer wie Ihre eigenen. **Zweites Chakra.**

Mentale Empathie: Bei einer mentalen Empathie kennen Sie die Gedanken, Überzeugungen oder Motive anderer. **Drittes Chakra.**

Spirituelle Intuition

Spirituell empathische Menschen empfangen feinstoffliche Informationen über spirituelle Bewusstheit. Spirituelle Intuition kann in folgende Unterkategorien unterteilt werden:

Beziehungsempathie: Beziehungsempathiker reagieren auf alles, was mit Liebe und zwischenmenschlichen Beziehungen zu tun hat. Sie kennen die beziehungsbezogenen Bedürfnisse, Verletzungen und Wünsche anderer. **Viertes Chakra.**

Spirituelle Empathie: Wenn Sie spirituell empathisch sind, verstehen Sie die spirituellen Wünsche und Werte anderer. Vielleicht erkennen Sie auch jede Art von Heuchelei und verstehen die Lebensaufgabe und die göttliche Natur Ihres Gegenübers. **Siebtes Chakra.**

Harmonische Empathie: Können Sie allein aufgrund Ihrer körperlichen und geistigen Bewusstheit Situationen »lesen«? Dann sind Sie vielleicht ein harmonischer Empathiker und können herausfinden, welches Ergebnis das beste ist, und zwar unabhängig von den Umständen. **Neuntes Chakra.**

Kraftempathie: Wenn Sie ein Kraftempathiker sind, haben Sie sowohl übernatürliche als auch natürliche Kräfte unter Ihrer Kontrolle. Übernatürliche Kräfte bilden die Basis für alles, was mit Zauberei zu tun hat, und zu den natürlichen Kräften gehören Wasser, Luft, Feuer und andere Elemente. **Elftes Chakra.**

Verbale Intuition

Wenn Sie ein verbal intuitiver Mensch sind, hören Sie Worte, Lieder und Botschaften mit Ihren spirituellen Ohren. Vielleicht empfangen Sie auch verbale Botschaften aus der alltäglichen Welt. Beispielsweise könnte ein Lied, das Sie im Radio hören, eine Botschaft enthalten, die nur für Sie bestimmt ist. Verbal intuitive Menschen geben die intuitiv empfangenen Informationen in der Regel gesprochen, geschrieben, gesungen oder in ähnlicher Form an andere weiter. **Fünftes Chakra.**

Visuelle Intuition

Als visuell intuitiver Mensch empfangen Sie Offenbarungen, die übersinnlich visuell sind. Diese Erscheinungen können sich als Farben, Formen, Bilder oder sogar als filmartige Inszenierungen präsentieren. Visuelle Offenbarungen blitzen auch im Alltag auf, beispielsweise auf Plakatwänden oder Nummernschildern. Viele visuell Intuitive geben ihre so gewonnenen Einsichten über visuelle Medien weiter, etwa, indem sie Bilder malen oder sehr bildhafte Redewendungen benutzen. **Sechstes Chakra**.

Mystische Intuition

Als Mensch mit mystischer Intuition sind Sie grundsätzlich ein Schamane, ein priesterlicher Heiler, der alle Arten von Intuition einsetzt, um an Informationen zu kommen. Schamanen haben Zugang zu verschiedenen Bereichen der Existenz. Sie können zwischen den Dimensionen hin und her reisen und Verbindung mit Geistern aufnehmen. **Alle Chakras**.

Wie gesagt werden Sie Ihre intuitiven Fähigkeiten einsetzen, um viele der in diesem Buch beschriebenen Übungen durchzuführen. Intuition ist auch der Schlüssel zu einer weiteren sehr wichtigen Aktivität, die ich *Sourcing* nenne.

Quellen, Quellen und noch mehr Quellen

Wenn wir mit feinstofflichen Energien arbeiten, müssen wir uns folgende Frage unbedingt stellen: *Mit wem oder was verbinde ich mich?*

Diese grundlegende Frage muss sowohl beim *Sourcing* als auch dann gestellt werden, wenn es darum geht, die Quellen feinstofflicher Energiebindungen oder Botschaften einzuschätzen. Sourcing kann auch das Loslösen von negativen und die Entscheidung für förderliche Quellen bedeuten.

In diesem Buch zeige ich Ihnen, wie Sie Ihre intuitiven Fähigkeiten einsetzen können, um Quellen einzuschätzen und auszuwählen. Als Hintergrundinformation ist es hilfreich zu wissen, dass es mehrere grundlegende Klassifikationen von Quellen gibt.

Als Basis gibt es unbelebte und belebte Quellen. Unbelebte Quellen sind zwar nicht lebendig, können aber energetische Felder ausstrahlen, die Informationen enthalten. Beispielsweise können in einem wertgeschätzten Erbstück die Emotionen und Erinnerungen seiner früheren Besitzer verschlüsselt sein. Großmutters Schaukelstuhl enthält möglicherweise immer noch Großmutters Weisheit.

Belebte Quellen haben eine Eigenwahrnehmung und ein Bewusstsein. Sie können noch am Leben sein oder auch nicht. Beispielsweise sind Sie insgesamt ebenso eine belebte (und lebendige) Informationsquelle wie all Ihre Unterkomponenten, etwa Ihr Körper, Ihr denkender Geist, Ihre Seele oder Ihre inneren Kinder, also alle

Kindheitsstadien, die Sie in diesem Leben durchlaufen haben. Sie geben Informationen an sich selbst und an andere weiter. Andere belebte Quellen sind beispielsweise lebende oder auch verstorbene Menschen sowie lebende oder aus jenseitigen Welten stammende Tiere, Pflanzen und andere natürliche Wesen. Sie können auch mit einem Aspekt eines anderen Wesens Verbindung aufnehmen, etwa mit dem inneren Kind in einem Freund oder dem Kindheitsaspekt Ihres Vaters oder Ihrer Mutter.

Wie zu Beginn dieses Kapitels gesagt, können Quellen neutral, schädlich oder hilfreich sein. Neutrale Quellen richten zwar keinen Schaden an, sind aber auch nicht hilfreich. Schädliche Quellen rauben Energie oder übermitteln störende Energie. Hilfreiche Quellen unterstützen die vollkommene Verkörperung Ihres göttlichen Geistes und können auch Ihren Körper, Ihren Intellekt und Ihre Seele stärken und Ihnen helfen, anderen zu helfen.

Die unheimlichsten Quellen sind die negativen oder schädlichen. Sie fragen sich vielleicht, wie eine unbelebte Quelle störend oder gar tödlich sein kann. Kann sie aber. Oder besser gesagt, die Quellen, die diese unbelebten Objekte oder Gegenstände beeinflussen, sind problematisch. Meist wurde ein schädliches Objekt oder eine entsprechende Substanz von einem jenseitigen oder lebendigen Wesen verzaubert.

Beim Wort »Verzauberung« hat man vor Augen, dass ein Zauber oder Bann ausgesprochen wird. Und genau dieses Bild möchte ich vermitteln. Ein »Zauber« ist einfach ein Programm, das schädliche feinstoffliche Energie enthält. Ein lebendiges oder jenseitiges Wesen kann ein

Objekt oder eine Substanz bewusst oder unbewusst mit einem negativen Programm versehen. Beispielsweise kann ein Lieblingsschmuckstück unbeabsichtigt den Hass und die Grausamkeit seines Besitzers aufnehmen. Diese Energie kann dann auf den nächsten Besitzer übertragen werden. Manche Menschen oder jenseitigen Wesen belegen ein Objekt auch absichtlich mit einem »Fluch«. Dieses unbelebte Objekt hat dann für die Person, die damit in einen näheren Kontakt kommt, eine kontinuierliche schädigende Wirkung – zumindest so lange, bis die negative Energie freigesetzt ist. (Wie das geschieht, lernen Sie in diesem Buch.)

Ein Beispiel: Ich besitze eine silberne Pillendose, die von einer Jugendfreundin meiner Urgroßmutter verhext wurde. Anscheinend hatte meine Urgroßmutter dieser Freundin den Freund ausgespannt. Die Freundin hatte die Pillendose in der Hand gehalten und etwas gesagt wie: »Möge jeder krank werden, der diese Dose anfasst.« Von da an wurde jeder sofort krank, der die Dose berührte oder mit sich herumtrug. Beispielsweise hat einmal ein Onkel mit der Dose gespielt und sich prompt eine schwere Infektion eingefangen. Als ich als Kind die Pillendose zum ersten Mal in der Hand hielt, bekam ich einen Ausschlag. Später setzte ich die Techniken Geist-zu-Geist aus dem dritten Kapitel und Heilende Ströme der Gnade aus dem vierten Kapitel ein, um die Dose zu reinigen. Jetzt ist sie wirklich ein unbelebter Gegenstand.

Die abscheulichsten negativen Quellen sind zum größten Teil belebt. Ich verwende in der Regel die Bezeichnungen Störung und dunkle Kräfte, um schädliche Quellen zu beschreiben, die Schaden anrichten. Die Bezeichnung »Störung« wirft ein Licht auf das Ziel der schädlichen Quelle, sei sie nun weltlich oder jenseitig. Grundsätzlich beeinträchtigt eine zerstörerische Quelle das Leben ihres Opfers. Der Begriff »dunkle Kraft« ist bildhaft. Er verdeutlicht, wie die Störung vor sich geht: Die Störung »verdunkelt« oder überschattet ihre Opfer, fast als sollten sie ausgelöscht werden.

Störende körperlose Wesen werden Entitäten genannt. Körperlose Seelen haben früher vielleicht einmal gelebt, vielleicht aber auch nicht. Geister sind ein Beispiel für Entitäten, die einmal am Leben waren. Wieder andere Entitäten waren niemals am Leben. Dazu gehören beispielsweise Engel und Dämonen, die im nächsten Abschnitt beschrieben werden.

Mit einer Störung soll in der Regel mindestens eines von zwei Zielen erreicht werden. Ein Ziel besteht darin, das Opfer seiner Lebensenergie zu berauben. Lebensenergie, das sind die natürlichen physischen, emotionalen oder mentalen Energien, die Leben ermöglichen. Lebensenergie hat eine dichte Schwingung und zieht sich durch das zehnte, das erste, das zweite und das dritte Chakra, also durch die Chakras, in denen sie ursprünglich hergestellt wird. Das zweite Ziel ist es, das Opfer seiner spirituellen Energie zu berauben. Die spirituelle Energie eines Wesens stammt vom göttlichen Geist. Sie macht Erleuchtung und Wachstum möglich und kann aus den höheren Chakras bezogen werden, namentlich aus dem vierten bis zwölften Chakra.

Die wirkungsvollste Möglichkeit, sich störend einzumischen und jemanden seiner Lebensenergie zu berauben, besteht darin, der betreffenden Person Angst zu machen oder dafür zu sorgen, dass sie wütend wird, die Hoffnung verliert oder sich machtlos fühlt. Unsichtbare Entitäten rufen solche Reaktionen hervor, indem sie mit subtilen Drohungen arbeiten, unhörbar grausame Worte aussprechen oder ein Dilemma im Leben einer Person hervorrufen. Sie können sogar die Menschen im Umfeld des Opfers manipulieren und unheimliche Situationen hervorrufen. Beispielsweise kann eine dunkle Entität einem lebenden Menschen einen Albtraum schicken, der ihm zu verstehen gibt, dass seine Lieben Schaden nehmen, wenn er nicht dies oder das tut. Lebende Menschen manipulieren einander auf ganz ähnliche Weise. Sie arbeiten mit Anprangern, Schuldzuweisung und Nötigung, um andere in eine scheinbar aussichtslose Situation zu bringen und sich dann zu nehmen, was sie wollen.

Ein weiteres Ziel einer Störung kann es sein, das Opfer zu veranlassen, seine Verbindung zum ihn fördernden göttlichen Geist aufzugeben. Unsere persönlichen Lebensgeister werden ständig vom Licht des Göttlichen gespeist. Der göttliche Geist wird sich niemals von uns trennen, aber Betrüger können uns davon überzeugen, dass genau dies geschehen ist. Die störende (in der Regel jenseitige) Einmischung kann uns suggerieren, dass wir für die Liebe des göttlichen Geistes zu böse, schlecht oder unwürdig sind. Wenn eine dunkle Macht uns dazu bringt, uns vom göttlichen Licht abzuwenden, scheint dieses Licht für uns verloschen.

Unter dem Bösen versteht man Wesen oder Gruppen, welche die geistige Verbindung zwischen einem Opfer und dem göttlichen Geist endgültig löschen wollen. Manche Wesen werden böse, weil sie so tief unglücklich sind, dass sie alle anderen in die gleiche Verzweiflung stürzen wollen. Andere wollen so mächtig werden wie der göttliche Geist selbst. Sie rauben ihren Opfern Energie, um ihre eigene Macht zu mehren.

Um zwischen hilfreichen und schädlichen Quellen unterscheiden zu können, müssen Sie wissen, welche Arten von Quellen es gibt. Das ist Thema des nächsten Abschnitts.

Verschiedene Arten von Quellen

Im Folgenden werden verschiedene Arten von Quellen in aller Kürze beschrieben, wobei es noch Tausende andere Informationsquellen gibt. Aber dies ist ein erster Schritt zur Entschlüsselung von Quellen, nach denen Sie bei der Anwendung der hier vorgestellten Techniken suchen werden.

Ahnen: Viele Menschen oder andere Lebewesen lösen sich nach ihrem Tod nicht von der Erde, und oft binden sie sich an ihre Nachkommen. Mitglieder einer Ahnenreihe können sowohl hilfreich als auch belastend sein. Ich habe beispielsweise eine Urgroßmutter, die wirklich übersinnlich begabt war. Sie taucht oft in meinen Träumen auf und hilft mir, meine Gaben zu entwickeln. Ein anderer verstorbener Vorfahre lud seine problematischen Emotionen bei mir ab, bis ich mich von ihm befreite. Er wollte sich einfach nicht mit seinen Gefühlen auseinandersetzen.

Engel/Dämonen: Es gibt viele Arten von Engeln, Erzengeln, Seraphim, Cherubim und noch mehr. Im Allgemeinen übermitteln hilfreiche Engel Botschaften und Beistand vom göttlichen Geist. Die gefallenen Engel, auch Dämonen genannt, rauben uns jedoch sowohl Lebenskraft als auch spirituelle Energie und sind oft böse.

Tiere und andere Naturwesen: Ob lebendig oder in Geistform, Tiere und andere Naturwesen wie Bäume, andere Pflanzen, Steine und mit den Elementen in Verbindung stehende Geister können als spirituelle Führer dienen, Omen oder Deutungen sowie Heilung und guten Rat übermitteln. Störende Naturwesen können alles tun, angefangen damit, dass sie Ihnen einen Schrecken einjagen, bis hin zum Verursachen von Krankheiten. Ich hatte schon viele Klienten, welche die Anwesenheit ihrer verstorbenen Haustiere auch weiterhin spürten, und ich habe eine Klientin, die tatsächlich vom Geist eines Baumes besucht wird, der vor ihrem Elternhaus blühte und den sie als Kind immer von ihrem Fenster aus gesehen hatte.

Verstorbene: Jeder (auch jedes Tier und jedes andere Wesen), der früher einmal existiert hat, ist je nach Verfügbarkeit oder Bereitschaft potenziell zugänglich. Dies kann auch Wesen einschließen, die in anderen Reichen gelebt haben, etwa inmitten der Sterne oder in anderen Dimensionen.

Bewohner des Feenreiches: Es gibt viele Bewohner des Feenreiches, darunter Feen, Drachen, Elfen, Einhörner, Greife, Devas und mehr. Sie helfen, Wünsche zu erfüllen, und kümmern sich um bestimmte Angelegenheiten.

Meister und andere: Es gibt Hunderte von hochrangigen und sehr mächtigen Wesen. Manche waren früher verkörpert, andere nicht. Wenn sie uns helfen, werden sie oft als Geistführer bezeichnet. Zu ihnen gehören vor allem Heilige, Avatare, Meister, Wesen von Sternen und anderen Planeten, aufgestiegene Meister, Außerirdische und mehr. Auch dunkle Mächte können Avatare und Meister und genauso mächtig sein wie ihre hilfreichen Pendants.

Sie selbst: Sie können Ihre eigene Informationsquelle sein. Sie können sich mit Ihrem eigenen inneren Kind verbinden, mit Ihrem Selbst aus früheren Leben und Zwischenleben, mit Ihrem zukünftigen Selbst sowie mit Ihrem denkenden, seelischen oder geistigen Wesen.

An dieser Stelle fragen Sie sich vielleicht, wie diese Störungen mit Ihnen verbunden bleiben, nachdem sie sich einmal einklinken konnten. Grundsätzlich bilden sich durch eine solche Störung unsichtbare und doch sehr wirkmächtige energetische Anhaftungen. Dieses Thema wird im nächsten Abschnitt ausführlich behandelt.

Energetische Anhaftungen. Schädliche Bindungen

Energetische Anhaftungen sind feinstoffliche Energiebande, die mindestens zwei Wesen aneinander binden. Diese Art von Bindung ist für beide oder alle Beteiligten schädlich, aber häufig leidet einer mehr darunter als der andere. Wenn sich beispielsweise eine Mutter auf diese Weise an ihr ungeborenes Kind bindet, nimmt das Kind am Ende alle Sorgen und Probleme der Mutter in sich auf. Im Gegenzug bekommt die Mutter vielleicht die Lebensenergie des Kindes. Es mag den Anschein erwecken, als werde nur das Kind verletzt, aber die Mutter verhindert so auch, dass sie reifer wird und die Verantwortung für sich selbst übernimmt. Diese Anhaftungen kommen zwar durch feinstoffliche Energien zustande, aber sie können körperliche, seelische oder geistige Auswirkungen haben.

Eine energetische Anhaftung kann in jedem Aspekt von uns verankert sein und sich an die Seele, den Geist oder einen Teil des Körpers heften. Sie kann auch genetisch gefördert werden, sich mit einem inneren Kind verbinden oder sich in ein Chakra oder eine Reihe von Chakras und die damit verbundenen Schichten der Aura einschrauben. Anhaftungen können die gesamte Aura umfassen. In diesem Fall übernehmen sie die vollständige Kontrolle.

Anhaftungen können zwischen allem und jedem bestehen. Vielleicht werden Sie von der Anhaftung an ein verstorbenes Haustier oder eine Spukerscheinung beeinträchtigt. Vielleicht sind Sie mit einem gefallenen Engel, einem lebenden Elternteil, einem Freund, einer Freundin oder einer ganzen Großfamilie auf diese Weise verbunden. Solange diese energetischen Anhaftungen aktiv sind, schränken sie Ihre Freude, Ihren Erfolg, Ihre Gesundheit oder Ihren Zugang zur Liebe ein. Das kommt daher, dass eine Anhaftung aus den im vorigen Abschnitt beschriebenen Gründen den Verlust Ihrer Lebensenergie oder Ihres spirituellen Lichts bewirkt. Sie können auch als Verbindungskanäle dienen, durch welche die negative Energie eines anderen Wesens in Sie einfließt. Diese hereinkommenden Energien verursachen große Probleme, weil wir Energien, die nicht zu uns gehören, auch nicht verarbeiten können. Die Energien anderer kommen zwar als feinstoffliche Energie bei uns an, aber sie können über die Chakras in physische oder emotionale Energien verwandelt werden und Krankheiten, emotionale Probleme oder Blockaden verursachen.

Etliche der in diesem Buch beschriebenen Techniken werden Ihnen helfen, diese Art von Bindungen liebevoll und sicher aufzulösen oder zu verwandeln. Am häufigsten werden Sie Geist-zu-Geist aus dem dritten Kapitel und Heilende Ströme der Gnade aus dem vierten Kapitel einsetzen. Im Folgenden finden Sie die Beschreibungen der wichtigsten Arten von energetischen Anhaftungen mit jeweils einem Beispiel.

Schnüre

Diese energetischen Tubuli sehen wie Gartenschläuche aus und stellen eine Verbindung zwischen zwei oder mehr Wesen her. Im Innern einer solchen Schnur findet immer ein ungesunder Austausch von Energie statt. Über die Schnur können Sie positive, lebensfördernde Energie verlieren und/oder die vergiftete Energie eines anderen aufnehmen.

Ein Beispiel: Meine Klientin Jamie hatte Eierstockkrebs und litt zusätzlich unter Depressionen. Es gab eine Schnur zwischen ihr und ihrer verstorbenen Mutter. Diese Schnur haftete an Jamies zweitem Chakra und war daher in ihrem Unterbauch und ihren Eierstöcken verankert. Als wir miteinander arbeiteten, fand Jamie heraus, dass sie die Emotionen ihrer Mutter in sich aufgenommen hatte, als diese noch am Leben war, und dass ihre Mutter noch aus dem Jenseits ihre Gefühle auf sie übertrug. Nachdem ich die Schnur entfernt hatte, unterzog sich meine Klientin einer radikalen Operation und ist nun schon seit mehreren Jahren frei von Krebs. Und was genauso wichtig ist, sie fühlt sich stark und glücklich.

Flüche

Derartige Anhaftungen setzen sich aus mehreren Schnüren zusammen. Außersinnlich betrachtet, sieht ein Fluch wie ein wirres Durcheinander von Spaghettisträngen aus. Flüche werden einer Person oder Gruppe von einer anderen Person, Entität oder Gruppe auferlegt. Sie halten die Opfer in Knechtschaft und verursachen alle möglichen Störungen. Sie können sogar innerhalb einer Familie weitergegeben und auf ein bestimmtes Geschlecht, eine kulturelle Untergruppe oder die Seele eines Individuums übertragen und zu Beginn eines neuen Lebens wieder aktiviert werden.

Eine höchst dramatische Situation, an der ich gearbeitet habe, war die einer Familie, in der alle eingeheirateten Männer sehr früh starben. Die Mutter von drei erwachsenen Töchtern rief mich an. Sie hatte selbst mehrere Ehemänner verloren, und auch ihren Töchtern waren Ehemänner weggestorben. Jetzt bat sie mich um Hilfe, weil eine ihrer Töchter vorhatte, noch einmal zu heiraten, und sie eine Wiederholung des Musters verhindern wollte.

Wir verfolgten die Tragödien bis in eine frühere Generation zurück und fanden heraus, dass eine Ahnherrin, die einen Liebhaber zugunsten eines anderen zurückgewiesen hatte, mit dem Fluch belegt worden war. Der Exliebhaber hatte die Frau mit etwa diesen Worten verflucht: »Weil du mich verschmähst, wird jeder sterben, den du liebst.« Seit wir den Fluch mit den in diesem Buch beschriebenen Techniken aufgehoben haben, gab es keine weiteren Todesfälle mehr.

Marker

Diese energetischen Verträge sehen aus wie ein »X« und können über eine Auraschicht, auf ein Chakra oder über einen Körperteil geritzt sein. Ein Energiemarker ist wie ein Fluch, der anderen »sagt«, wie sie die damit Belegten behandeln sollen.

Ich habe beispielsweise mit einem Mann gearbeitet, der ständig männliche Liebhaber anzog, die ihm übel mitspielten. Sein Bruder, der auf den Erfolg meines Klienten als Sportskanone und großartiger Student eifersüchtig war, hatte einen Energiemarker über dem Herzen meines Klienten angebracht. Jeder potenzielle Liebhaber bekam von nun an die »Anweisung«, den Mann schlecht zu behandeln. Wir entfernten den Energiemarker, und mein Klient war bald in einer glücklichen Beziehung.

Miasmen

Ein Miasma ist das Produkt eines Familienfluchs oder einer Reihe von psychologischen Regeln, die sicherstellen, dass jedes Familienmitglied das Familiensystem unterstützt, wie abträglich es auch sein mag. Es sieht aus wie ein Netz, das mit dem Aurafeld verflochten ist. In den Aurafeldern aller Familienmitglieder spiegelt sich das gleiche Matrixmuster wider. Wenn jemand versucht, anders zu handeln, als es die Familie wünscht, wird das Netz sozusagen unter Strom gesetzt und bestraft den Aufmüpfigen.

Ein Beispiel: Die Familiensysteme von Alkoholikern werden häufig von einem Miasma erzwungen. Das Miasma hält die Familienmitglieder entweder in der Rolle von Süchtigen oder in der von Ermöglichern der Sucht fest. Ich habe einmal mit einem sechzehnjährigen Jungen gearbeitet, dessen Eltern ihn zu mir gebracht haben. Sie waren zutiefst besorgt über sein Suchtverhalten, das den Missbrauch von Alkohol und Marihuana sowie anderer Substanzen umfasste. Zwar waren beide Elternteile keine Alkoholiker, aber ihrer beider Eltern waren Alkoholiker gewesen. Manchmal überspringen Miasmen Generationen, was hier der Fall war. Der junge Mann hatte schon mehrere Entzugsprogramme hinter sich und bestand darauf, etwas um ihn herum »zwinge« ihn, seine Sucht auszuleben.

Dieser junge Mann war bereit, mit den hier beschriebenen Techniken, etwa Geist-zu-Geist und Heilende Ströme der Gnade, zu arbeiten und ein Zwölf-Schritte-Programm zu beginnen. Innerhalb weniger Wochen war er drogenfrei. Er ist es inzwischen nun schon seit fünf Jahren und hat sogar seinen Collegeabschluss gemacht. Er sagt: »Das Netz um mich herum ist verschwunden.« Dieses »Netz« war das Miasma.

Nun, wo Sie gerüstet sind, energetisch zu arbeiten, ist es an der Zeit, dass Sie die wichtigste Technik kennenlernen: Geist-zu-Geist.

Zusammenfassung

Es gibt fünf Arten von Intuition. Die Hauptausprägungen sind die physische, die spirituelle, die verbale und die visuelle. Die fünfte ist die mystische, eine Mischung aus den anderen vier. Intuition ist ein entscheidendes Werkzeug, wenn es darum geht, Zugang zu Informationen zu bekommen und diese zu teilen. Sie wird eingesetzt, um die in diesem Buch beschriebenen Techniken anzuwenden. Sie ist auch der Schlüssel zum *Sourcing*, der Bewertung jenseitiger und diesseitiger Quellen feinstofflicher Information. Viele Informationen aus negativen Quellen kleben regelrecht an ihren Opfern und bilden Anhaftungen, etwa in Form von Schnüren oder Flüchen. In diesem Buch werden Sie erfahren, wie Sie diese Anhaftungen ausfindig machen, sich und andere davon befreien und offen werden für die spirituelle Führung, die Sie wirklich verdient haben.

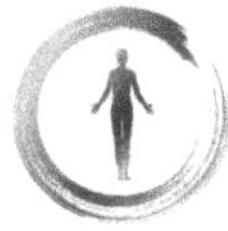

Kapitel 3

Die Geist-zu-Geist-Technik

Als ich meine Geist-zu-Geist-Technik zum ersten Mal einem großen Publikum vorstellte, hob eine Zuhörerin die Hand und fragte: »Heißt das, wir können grundsätzlich all unsere Heiltechniken durch diese ersetzen?« Ich antwortete: »So ziemlich.« Und dann fügte ich noch hinzu, dass sie nur von einer anderen, der von mir als »Heilende Ströme der Gnade« bezeichneten Technik übertroffen werde.

Als Energiearbeiterin beginne ich jede Sitzung mit der Geist-zu-Geist-Technik. Dadurch entsteht ein Puffer zwischen mir und den Klienten, ein optimaler Ablauf und die Erzielung des bestmöglichen Ergebnisses werden gefördert, ich bekomme nur genaue intuitive Informationen und kann die Sitzung hinter mir lassen, wenn sie vorbei ist. Geist-zu-Geist ist so umfassend, dass ich begeisterte Rückmeldungen von Angehörigen aller Berufsgruppen bekomme, darunter Steuerberater, Ärzte, Hausfrauen, Tierärzte, Redner, Landwirte und andere. Ganz unabhängig vom beruflichen Hintergrund, setzt diese Technik Grenzen und bringt das Beste in jedem zum Vorschein.

Sie erlaubt dem Nutzer auch, beiseitezutreten und eine höhere Macht einzulassen, während er oder sie sich seiner oder ihrer selbst bewusst bleibt.

Geist-zu-Geist ist auch an der persönlichen Front stärkend. Selbst wenn Sie nur den Bruchteil einer Sekunde zur Verfügung haben, können Sie durch dieser Technik hilfreiche Anleitungen bekommen, energetische Grenzen errichten und sich mit neuer Energie aufladen. Sie ermöglicht auch einen idealen (und schnellen) Prozess unter anderem der Entscheidungsfindung, der Auseinandersetzung mit einem psychologischen Auslösungsmechanismus und des Anstoßens von Heilung.

Ich bin begeistert, dass ich Ihnen diese Technik ausführlich vorstellen darf, denn ich habe erfahren, was sie bewirken kann. Als Einführung beginne ich dieses Kapitel damit, die mit der Geist-zu-Geist-Technik erreichten Ziele aufzuführen. Dann erläutere ich die fast schon zu einfachen drei Ausführungsschritte, um schließlich zwei Geist-zu-Geist-Übungen vorzustellen.

Die erste Übung zeigt Ihnen, wie Sie Geist-zu-Geist durchführen können, wenn Sie sich mit jemandem oder etwas außerhalb Ihrer selbst verbinden. Sie können diese Übung machen, wenn Sie vor einer Gruppe sprechen, eine Sitzung mit einem Klienten oder Patienten durchführen, sich mit Ihrer Mutter treffen und sogar, wenn Sie Ihren Hund trainieren. Sie kann mit einem festen Ziel gemacht werden – oder auch ohne ein bestimmtes Ziel. Wenn Sie wissen, welches Ziel Sie erreichen wollen, können Sie mit dieser Übung eine Absichtserklärung abgeben, die nichts anderes ist als ein fokussierter Wunsch.

Die zweite Übung zeigt Ihnen, wie Sie Geist-zu-Geist aus einem persönlichen Grund nutzen können oder wenn Sie allein sind. Wie bei der ersten Übung können Sie Geist-zu-Geist mit einem bestimmten Ziel oder ohne ein solches durchführen. Sie werden sehen, wo und wie Sie eine Absicht in den Prozess einbringen können, wenn Sie es wünschen.

Ein wichtiger Teil der Geist-zu-Geist-Technik besteht darin, dass Sie Zugang zu Ihrer Intuition zu bekommen. In diesem Kapitel lernen Sie, wie das geht. In den kurz umrissenen Beschreibungen der Versionen von Geist-zu-Geist habe ich auch die vier verschiedenen Arten, intuitiv zu sein, aufgeführt. Ich empfehle Ihnen, jede davon zu praktizieren, damit Sie sich umfangreicher mit Ihren eigenen intuitiven Fähigkeiten vertraut machen können. Im Verlauf dieses Buches werden Sie nicht bis in jedes Detail durch die verschiedenen Stile geführt, sondern aufgefordert, einfach auf das zu vertrauen, was für Sie intuitiv zutage tritt.

Im Verlaufe des Buches werde ich immer wieder Geschichten erzählen, die auf einige der Hunderten von Möglichkeiten verweisen, wie Sie Geist-zu-Geist für sich nutzen können. Seien Sie kreativ! Es gibt vermutlich ebenso viele Möglichkeiten, diese Technik einzusetzen, wie die Sonne Strahlen hat.

Was kann man mit Geist-zu-Geist erreichen?

Vor einigen Jahren suchte ich nach einer einzelnen Technik, mit der ich mehrere Ziele erreichen konnte. Ich hatte einfach genug davon, Dutzende von Techniken einsetzen zu müssen, um Folgendes zu erreichen:

- Energetische Grenzen zwischen mir und anderen, etwa einem Klienten, zu ziehen. Am Ende eines Tages nicht mehr die Emotionen, die Erkrankungen und die Unzufriedenheit aller anderen zu spüren. Nach einem Treffen mit einem Verwandten nicht mehr mit dessen Schmerzen und Problemen zurückzubleiben. Beim Einkaufen in einem Einkaufszentrum nicht mehr zu viel von den anderen dort Einkaufenden mitzubekommen.
- Nur die besten Absichten anzuziehen. Ich habe erkannt, dass keiner von uns weiß, was wirklich am besten für sie oder ihn ist. Mittlerweile bin ich an dem Punkt, nur noch zu wünschen, dass »Gottes Wille« geschieht.
- Nur eine wohlwollende und hilfreiche geistige Führung zu bekommen. Persönlich oder beruflich wollte und will ich mich intuitiv nur den sichersten und göttlichsten Informationsquellen öffnen.
- Vor negativen und manipulativen Einflüssen geschützt zu sein. Dazu gehören dunkle Entitäten, eine depressive Einstellung, Anhaftungen und überwältigende Gruppenenergien wie kulturelle, geschlechtsspezifische, ethnische, religiöse oder andere diskriminierende Dogmen.

- Mich stets persönlich weiterentwickeln zu können. Ich hatte genug von meinen eigenen psychischen Impulsauslösern und wollte dauerhaft mehr Freude in mein Leben bringen.

Meine Suche führte mich in Dutzende von Kulturen und Orten auf der ganzen Welt. Ich lernte von Heilern, Schamanen und Intuitiven in Dschungeln und Wüsten, auf Inseln und Berggipfeln. Ich habe mich in dicke, geheimnisvolle Bücher vertieft, von denen einige mehrere Hundert Jahre alt waren. Andere Abhandlungen waren klein, schmal, zerfleddert und wurden wahrscheinlich nur von einer Handvoll Personen gelesen. Ich nahm an Bibelseminaren und Lakota-Zeremonien teil. Ich habe gelernt, wie man Reiki, Therapeutic Touch, Hypnose, transpersonale Psychologie, die hawaiianische Huna-Heilung und mehr anwendet. Aber ich hatte dennoch nicht das Gefühl, der Entdeckung einer einzigen, einfachen und eleganten Praxis nähergekommen zu sein, bis ich eines Nachts einen Traum hatte.

In dem Traum wurde mir von meiner geistigen Führung mitgeteilt, dass nur drei Schritte notwendig seien, um die Ziele zu erreichen, die ich mir gesetzt hatte, und dass diese drei Schritte allen Menschen möglich seien, unabhängig von ihren spirituellen oder religiösen Überzeugungen, ihren Zielen oder ihrer Ausbildung im Heilen oder in Intuition. Dann wurden mir die drei Schritte gezeigt, die jeweils in wenigen Minuten zu lernen waren.

Verblüfft fragte ich, wie ich die Technik nennen solle. Ich wurde angewiesen, einen möglichst einfachen Namen zu wählen. Weil alle drei Schritte die Anrufung einer Form von Geist beinhalten, gab ich der Technik den wenig einfallsreichen Namen »Geist-zu-Geist«.

Seit ich mit diesem Prozess arbeite, habe ich festgestellt, dass ich damit alle Ziele erreiche, die ich mir gesetzt habe, und noch viele mehr. Er kann von einzelnen Personen ebenso eingesetzt werden wie in der Gruppe, beim Gebet, bei der Meditation, beim Reden, beim Unterrichten, in Phasen der Muße oder wenn Sie Hilfe brauchen oder versuchen, Ihr Temperament zu zügeln. Wie gesagt setze ich diese Technik ständig ein.

Im Folgenden werde ich Ihnen die drei Schritte von Geist-zu-Geist vorstellen. Sie denken vielleicht, sie seien ein bisschen zu einfach. Doch das ist einer der Gründe, warum sie funktionieren. Alle Wahrheiten sind im Grunde ganz einfach.

Geist-zu-Geist in drei Schritten

Im Folgenden werde ich die drei Schritte der Geist-zu-Geist-Technik einen nach dem anderen beschreiben. Dabei definiere ich auch die besondere Bedeutung des Wortes »Geist« für jeden Schritt und erkläre, welche Ziele mit den einzelnen Schritten erreicht werden können.

1. Bestätigen Sie Ihren persönlichen Geist

Bei diesem Schritt bezieht sich das Wort »Geist« auf Ihren einzigartigen göttlichen Funken. Sie bestätigen Ihren Geist, indem Sie Ihr Wesen ganz bewusst nur mit dem höchsten Guten verbinden. Auf diese Weise verknüpfen Sie sich vollständig mit dem göttlichen Geist, bringen Ihre persönlichen und möglicherweise von Vorurteilen gefärbten Absichten auf eine höhere Ebene und ermöglichen es dem göttlichen Geist, Ihr eher »menschliches« Selbst mit Heilung und Einsicht zu versorgen. Sie werden auch sofort mit den energetischen Grenzen ausgestattet, die Sie für jede gerade anstehende Aufgabe brauchen.

2. Bestätigen Sie den Geist anderer

Bei diesem Schritt hat das Wort »Geist« zwei Bedeutungen. Es bezieht sich auf die göttliche Essenz eines oder mehrerer Lebewesen und auf Wesen aus anderen Welten.

Sinn und Zweck dieses Schrittes ist es, den göttlichen Geist in anderen zu aktivieren. Wenn es sich dabei um lebende Menschen handelt, müssen diese nicht unbedingt körperlich anwesend sein. Sie können den Geist eines Freundes auch (still) bestätigen, während Sie mit dem Freund telefonieren oder sich einfach auf ihn konzentrieren.

Indem Sie ein anderes Wesen oder eine Gruppe bestätigen, erkennen Sie implizit sowohl die damit verbundenen Wesen aus anderen Welten an als auch sich selbst. Wir alle haben Geistführer wie beispielsweise Engel, Verstorbene, Krafttiere, Pflanzenseelen oder Feenwesen. Indem Sie diese Geister anerkennen, bestätigen Sie, dass sich nur die transzendentesten von ihnen in Ihren Prozess einschalten können. Damit schließen Sie negative Entitäten oder dunkle Mächte aus.

Machen Sie sich klar, dass Geist-zu-Geist auch durchgeführt werden kann, wenn Sie allein und ganz auf sich selbst konzentriert sind. Dann geht es in diesem zweiten Schritt nur darum, dass Sie Ihre Geistführer bestätigen, weil sie als einzige Wesen konkret anwesend sind.

Sie sollten auch wissen, dass Ihnen dieser Schritt keine Kontrolle über andere gibt. Die Persönlichkeit, die Probleme oder die Bedürfnisse anderer verschwinden nicht einfach. Vielmehr tritt ihr »bestes Selbst« zutage. Dies hilft den anderen, manipulative Absichten in positive zu verwandeln und Störungen auszuweichen, die sie beeinflussen könnten.

3. Bestätigen Sie den göttlichen Geist

Bei diesem Schritt steht das Wort »Geist« für Gott, den Heiligen Geist, Allah, den Großen Geist, die Göttin, das Göttliche oder welchen Namen Sie der höhsten Macht auch immer geben.

Dies ist der wichtigste der drei Schritte. Er ist gleichbedeutend mit der Unterordnung Ihres Willens unter den Willen des göttlichen Geistes. Er erlaubt Ihrem besten Selbst, sich mit dem Geist zu verbinden, um optimale

Ergebnisse zu erzielen. Er stärkt das Vertrauen in die Informationen, die Sie intuitiv empfangen, und in die Handlungen, die daraus folgen. Durch diesen Schritt gewährt der göttliche Geist Ihnen und allen anderen, die an einer Situation beteiligt sind, Schutz, und Sie können sicher sein, dass alles gut wird.

Ich werde Ihnen nun an einem Beispiel zeigen, wie diese drei Schritte funktionieren.

Geist-zu-Geist, ein Beispiel

Eine meiner Schülerinnen ist Heilmasseurin. Bevor sie von Geist-zu-Geist erfuhr, war sie am Ende eines Arbeitstages stets völlig erschöpft, deprimiert und wütend gewesen. Sie wusste zwar, dass sie die Schmerzen und Leiden ihrer Klienten regelrecht in sich aufsaugte, hatte aber keine Ahnung, was sie dagegen tun konnte. Sie fürchtete auch, dass ihre Klienten nicht mehr zu ihr kommen würden, wenn sie aufhörte, ihre Energie in sich aufzunehmen. »Könnte die Tatsache, dass ich ihre Probleme in mich aufnehme, der einzige Grund sein, warum ich eine gute Heilmasseurin bin?«, fragte sie sich.

Ich schlug ihr vor, jede Behandlung mit Geist-zu-Geist zu beginnen. Sie musste sich nur einen Moment Zeit nehmen, um still und schnell ihren eigenen Geist, den Geist des Klienten oder der Klientin und aller beteiligten Geistführer sowie den göttlichen Geist zu bestätigen. Dann konnte sie die Massage in der Gewissheit ausführen, dass der heilige Geist über alle Aspekte ihrer Arbeit wachte.

Meine Schülerin strahlte, als sie einen Monat später wieder in den Kurs kam. Sie erzählte, seit sie Geist-zu-Geist einsetze, habe sie kein einziges Mal mehr die Energien eines Klienten in sich aufgenommen. »Und nicht nur das«, ergänzte sie, »auch meine Intuition ist regelrecht explodiert. Mir wird immer genau die Art von Empathie zur Verfügung gestellt, die ich gerade brauche. Und bisher hat noch jeder Klient nach der Behandlung von einer Besserung der Beschwerden berichtet.«

Als Nächstes forderte ich meine Schülerin auf, auch in ihrem Privatleben Geist-zu-Geist einzusetzen. Zunächst reagierte sie eher zurückhaltend. Ihre Mutter war sehr religiös gewesen – und ziemlich gemein. »Ich möchte nicht wie eine religiöse Fanatikerin klingen«, erwiderte sie.

Ich erklärte ihr, dass Geist-zu-Geist in unserem Privatleben genauso still und leise durchgeführt werden kann wie im beruflichen Umfeld. Sie war einverstanden, Geist-zu-Geist immer dann einzusetzen, wenn sie wütend auf ihren kleinen, etwa drei Jahre alten Sohn war.

Wieder verging ein Monat, bevor sie meinen Kurs erneut besuchte. Alle warteten schon gespannt auf ihren Bericht. Sie verriet, dass sie immer, wenn ihr Sohn einen Wutanfall bekam, einen schnellen Geist-zu-Geist-Durchlauf machte. In den ersten paar Wochen rastete er weiterhin regelmäßig aus, aber sie reagierte einfach nicht darauf. »In der vergangenen Woche«, erzählte sie, »fing er gerade an, sich in einen Wutanfall hineinzusteigern, als er plötzlich innehielt und mich anstarrte. Da mussten wir beide lachen.«

Wie Sie sehen, profitieren wir selbst und andere von der Geist-zu-Geist-Technik, weil wir in größeren Händen als unseren eigenen gehalten werden. Möchten Sie auch in den Genuss dieser Vorteile kommen? Ich werde Ihnen zwei Geist-zu-Geist-Übungen schildern, nachdem ich Ihnen gezeigt habe, wie Sie Ihre Intuition einsetzen können, um eine Affirmation zu formulieren. Wenn es darum geht, stark zu sein, ist eine Affirmation weit mehr als eine oberflächliche Aussage. Eine echte Affirmation setzt all unsere Aspekte zur Erreichung eines Ziels ein. Unsere Intuition verbindet unseren Körper mit Geist und Seele. Indem wir uns durch unsere Intuition zu unserem Geist, dem Geist anderer und dem göttlichen Geist bekennen und sie durch eine Affirmation bestätigen, vereinen wir alle Aspekte unseres Selbst für dieses Ziel.

Eine Affirmation durchführen

Wir führt man eine Affirmation durch? Das ist eigentlich keine große Sache. Die meisten Leute glauben es mir allerdings nicht, bis sie selbst erleben, wie einfach das mit dem Affirmieren ist.

Ein anderes Wort für »Affirmation« oder »Bestätigung« ist »Anerkennung«. Um einen Geist, Geister oder den göttlichen Geist bestätigen zu können, müssen wir sie lediglich erkennen oder anerkennen. Anerkennung kann man mit jeder der im zweiten Kapitel vorgestellten Arten von Intuition zum Ausdruck bringen. In den anstehenden

Übungen werde ich häufig die Art und Weise behandeln, wie die verschiedenen Arten von Intuition in die drei Hauptschritte von Geist-zu-Geist integriert werden können.

Zur Erinnerung hier noch einmal die intuitiven Arten des Wissens. In der fünften, der mystischen sind die ersten vier Ansätze vereint.

Physische Intuition: Wenn Sie über eine physische Intuition verfügen, spüren Sie die Wahrheit in Ihrem Körper, und zwar als körperliche Empfindungen, Emotionen oder »Wissen«.

Spirituelle Intuition: Menschen mit spiritueller Intuition stellen über die unbeschreibliche Verbindung der Liebe einen Kontakt zum Geist, den Geistern oder dem göttlichen Geist her. Im Laufe des Affirmationsprozesses spüren Sie möglicherweise eine liebevolle Präsenz oder fühlen sich von Gnade erfüllt. Vielleicht werden Sie aufgefordert, Ihre innere Weisheit anzunehmen, oder Sie werden von einer Weisheitsflut geradezu überwältigt. Das Endergebnis ist ein Einheitsbewusstsein.

Verbale Intuition: Wenn Sie verbal intuitiv sind, haben Sie es leicht. Sie brauchen nicht wirklich etwas zu spüren, um eine Affirmation ausdrücken zu können. Stellen Sie die Affirmation einfach in den Raum, indem Sie laut oder still für sich eine Aussage wie »Ich bestätige meinen Geist/den Geist oder die Geister anderer/den göttlichen Geist« formulieren. Wenn Sie möchten, können Sie die Affirmation auch aufschreiben. Vielleicht hören Sie die Stimme eines Geistführers, der eine Aussage für Sie formuliert.

Visuelle Intuition: Wenn Sie über eine visuelle Intuition verfügen, schlage ich vor, dass Sie ein inneres Bild erschaffen, auf das Sie sich konzentrieren können, während Sie eine Affirmation durchführen. Beispiele für ein solches Bild sind ein Licht, eine Lampe oder eine Kerze, das Abbild der Sonne oder eines Sterns oder ein heller Lichtstrahl, der Sie durchdringt. Sie können auch eine Art Gedächtnisstütze einsetzen. Eine Freundin von mir hat den Namen Gottes auf Arabisch auf ein Blatt Papier gemalt und es laminiert. Sie konzentriert sich immer darauf, wenn es darum geht, den göttlichen Geist zu bestätigen.

Mystische Intuition: Sie können mit allen oder einigen der oben ausgeführten Aussagen über die verschiedenen Arten von Intuition Ihren eigenen Ansatz entwickeln. Ein anderes Wort, das ich benutze, um diese Mischform der Intuition zu beschreiben, ist »schamanisch«. Schamanen sind priesterliche Heiler, die all ihre spirituellen Gaben einsetzen, um auf die verschiedenen Dimensionen und Ebenen der Existenz zugreifen zu können. Wenn Sie von Natur aus über eine mystische Intuition verfügen, sind Sie grundsätzlich ein Schamane oder eine Schamanin.

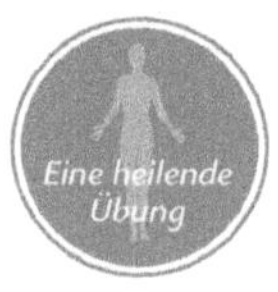

Geist-zu-Geist für die Interaktion

Diese Übung zeigt Ihnen, wie Sie die drei Schritte von Geist-zu-Geist für die Interaktion mit einer anderen Person, einem anderen Wesen oder einer Gruppe gehen können. Sie können die Übung mit einem Ziel oder auch ohne Ziel beginnen. Wenn Sie sich die Erreichung eines Ziels wünschen, wird Ihnen gezeigt, wo Sie eine Absicht oder einen konkreten Wunsch einsetzen können.

Was, wenn Sie sich auf einen Austausch mit etwas oder jemandem konzentrieren wollen, das oder der physisch nicht in Ihrer Nähe ist? Führen Sie die folgende Version von Geist-zu-Geist durch, bevor Sie die Person anrufen oder ihr eine E-Mail schreiben. Sie können sich vorstellen, dass der oder die Betreffende bei Ihnen ist. Sie können auch ein Bild von ihr oder ihm oder ein Objekt in der Hand halten, das Ihre Beziehung repräsentiert, etwa ein Schmuck- oder Kleidungsstück. Oder Sie schreiben den Namen der Person auf einen Zettel.

Machen Sie sich auch klar, dass es keine Rolle spielt, mit wie vielen Menschen Sie verkehren. Jeder ist ein Individuum. Stellen Sie sich vor, dass die Schritte in Geist-zu-Geist für alle Anwesenden gelten, besonders der zweite. Es ist auch egal, ob die Interaktionen mit Nichtpersonen oder Verstorbenen stattfinden. Sie gehen die drei Schritte von Geist-zu-Geist genau so, als hätten Sie es mit einer Person zu tun.

Jetzt können Sie mit den drei Schritten fortfahren.

Vorbereitung/Absicht: Denken Sie an das oder die Wesen, mit dem/denen Sie interagieren oder sich beschäftigen wollen, ob sie nun anwesend sind oder nicht. Atmen Sie ein paarmal tief durch, und entspannen Sie sich. Sie können die nächsten drei Schritte innerlich gehen. Wenn Sie ein Ziel haben, formulieren Sie eine entsprechende Absicht, beispielsweise: »Ich will diese Art von Kommunikation führen«, oder: »Ich will XYZ erreichen.«

Schritt 1: Bestätigen Sie Ihren eigenen Geist. Konzentrieren Sie sich auf Ihren Brustbereich, und erkennen Sie die Tatsache an, dass Sie ein göttliches Licht sind – und immer waren. Spüren, sehen oder akzeptieren Sie dieses schimmernde Licht.

Schritt 2: Bestätigen Sie den Geist anderer. Konzentrieren Sie sich auf den/die Betreffende/n. Bestätigen Sie seinen/ihren Geist und dann die anwesenden jenseitigen Wesen.

Vielleicht spüren Sie die Güte dieser anderen in Ihrem Körper oder werden Sie sich dessen bewusst, wie liebenswert und anerkennungswürdig sie sind. Wenn Sie verbal intuitiv sind, formulieren Sie eine Aussage wie: »Ich erkenne das grundlegend Gute in allen an, mit denen ich es zu tun habe, seien sie sichtbar oder unsichtbar.« Wenn Sie visuell intuitiv sind, bitten Sie um eine intuitive Wahrnehmung des Lichtes, das die wahren Geister der anderen ausstrahlen. Wenn Sie mystisch begabt sind, können Sie irgendwelche oder alle intuitiven Fähigkeiten einsetzen, um die Geister anderer zu bestätigen.

Schritt 3: Bestätigen Sie den göttlichen Geist. Dieser Schritt schließt das Übergeben der ganzen Situation an den göttlichen Geist ein.

Spüren Sie die Gegenwart des göttlichen Geistes. Erkennen Sie den göttlichen Trost, die Macht und die Gnade des Heiligen an. Wenn Sie verbal intuitiv sind, machen Sie eine Aussage wie: »Der göttliche Geist ist jetzt für jeden Aspekt dieser Situation und aller Interaktionen verantwortlich.« Wenn Sie visuell intuitiv sind, stellen Sie sich beispielsweise eine Taube, ein weißes Licht, einen Regenbogen oder eine Form des göttlichen Geistes vor, mit der Sie sich identifizieren können, sei es eine Göttin, Gott, Guanyin, Maria, Christus oder Buddha. Erlauben Sie dem Bild, durch Sie hindurchzufegen und alle Last von Ihren Schultern zu nehmen.

Wenn Sie vor der Anwendung der Geist-zu-Geist-Technik eine Absicht formuliert haben, sollten Sie wissen, dass der göttliche Geist in diesem Schritt die Absicht so gestaltet, dass sie das beste Ergebnis für alle nach sich zieht. Sie können jetzt mit Ihren Klienten interagieren, wie Sie es wünschen. Es ist nicht nötig, diese Schritte abzuschließen, denn der göttliche Geist wird weiterhin mit Ihnen interagieren, bis Sie die Interaktion beendet haben, und sogar darüber hinaus.

Zusätzliche Geist-zu-Geist-Tipps

- Nachdem Sie Geist-zu-Geist einmal losgetreten haben, sollten Sie auch weiterhin jede Anleitung beachten, die Sie empfangen, denn Sie wissen, dass sie vom göttlichen Geist kommt. Spüren Sie, wie die Worte, die Sie hören oder sprechen müssen, einfach durch Sie hindurchfließen. Achten Sie auch auf alle Bilder, die Ihnen gezeigt werden. Spüren Sie, dass Sie sehr wohl in der Lage sind, Ihr Herz offen zu halten, egal, wie andere sprechen oder handeln. Wenn Sie an irgendeinem Punkt das Gefühl haben, dass jemand Ihre Knöpfe drückt, dass Sie verwirrt oder überwältigt sind, atmen Sie tief durch und vollziehen den dritten Schritt schnell noch einmal, wobei Sie die Verantwortung für die betreffende Kommunikation oder Aktivität an den göttlichen Geist übergeben.
- Was machen Sie, wenn ein anderer ein anderes Ziel verfolgt als Sie? Nehmen wir an, Sie wollen eine Steuerprüfung schnell hinter sich bringen, während der Steuerprüfer viel Zeit in das Durchforsten Ihrer Unterlagen investieren will. Sie können auch hier eine eigene Absicht formulieren, bevor Sie Geist-zu-Geist durchführen. Wenn das Ziel des anderen deutlich wird, bitten Sie den göttlichen Geist, alle Ziele in Einklang zu

bringen. Manchmal ist es unethisch, das Ziel einer anderen Person zu unterstützen. Vielleicht will jemand, dass Sie ihm helfen, einen anderen zu schikanieren. Auch dann bitten Sie den göttlichen Geist, die Verantwortung für den Prozess zu übernehmen, was in Schritt 3 ganz von selbst geschieht, und gehen, wohin Sie geführt werden.

Weitere Einsichten und Szenarien

Die folgenden Beispiele zeigen Ihnen verschiedene Möglichkeiten, Geist-zu-Geist bei der Interaktion anzuwenden.

Bei einem Kaffee mit einer Freundin

Wie könnte diese Übung aussehen, wenn Sie sich mit einer Freundin auf einen Kaffee treffen? Nehmen Sie sich, bevor Sie das Café betreten, einen Moment Zeit, um kurz alle drei Schritte durchzugehen. Wenn Sie ein bestimmtes Ziel haben, konzentrieren Sie sich darauf, bevor Sie Schritt 1 gehen und Ihren eigenen Geist bestätigen.

Was geschieht, wenn Ihre Freundin in einer bestimmten Notlage ist, die im Gespräch zutage tritt? Dann können Sie Geist-zu-Geist erneut durchlaufen. Formulieren Sie einfach ein Ziel, etwa: »Ich wüsste gern, wie ich meiner Freundin helfen kann.« Bestätigen Sie Ihren Geist, den

Ihrer Freundin und den göttlichen Geist. Vergessen Sie nicht, in Schritt 3 die Verantwortung für den Prozess und seinen Ausgang dem göttlichen Geist zu übergeben. Dann wird Ihnen intuitiv gezeigt werden, wie Sie Ihre Freundin unterstützen können.

In einer schwierigen Situation

Was, wenn Ihnen eine schwierige Situation bevorsteht? Die Geist-zu-Geist-Technik eignet sich perfekt für ein solches Szenario. Setzen Sie sie ein. Sie müssen dabei nicht glauben, dass sie funktioniert. Ich gebe Ihnen ein Beispiel.

Vor Jahren war ich auf der Beerdigung meiner Tante. Ich habe meine Tante und ihre Familie sehr geliebt, aber ich hatte Probleme mit einer Verwandten, von der ich wusste, dass sie auch kommen würde. Jahrelang war sie ausgesprochen gemein zu mir gewesen. Sie brüllte mich an, wenn wir uns gegenüberstanden, tratschte hinter meinem Rücken über mich und benahm sich furchtbar.

Während der Fahrt zur Beerdigung zitterte ich so sehr, dass mein Auto fast von der Fahrbahn abkam. Als ich endlich auf dem Parkplatz stand, war ich völlig verschwitzt und atmete nur noch flach. Ich hatte zwar wenig Vertrauen in ihre Wirkung, machte die drei Schritte der Geist-zu-Geist-Übung aber trotzdem. Bevor ich damit anfing, bat ich darum, während der Veranstaltung der beste Mensch zu sein, der ich bei dieser Gelegenheit sein konnte.

Als ich mich dem Haus näherte, in dem meine Tante aufgebahrt war, spürte ich eine Wolke der geistigen Unterstützung um mich herum. Ich hörte auf zu zittern, und meine Atmung wurde tiefer. Nicht nur den göttlichen Geist spürte ich in meiner Nähe, sondern auch Dutzende von Engeln.

Im Eingangsbereich des Hauses sah ich meine wütende Verwandte. Ohne auch nur einen Moment lang die Fassung zu verlieren, ging ich auf sie zu, begrüßte sie und merkte an, dass sie gut aussehe. Sie war so verblüfft, dass sie nicht ausfällig wurde. Ich blieb während der gesamten Veranstaltung ruhig und tat das, wofür ich hergekommen war, nämlich der Seele meiner Tante die Ehre zu erweisen.

Am Arbeitsplatz

Am Arbeitsplatz ist Geist-zu-Geist geradezu ein Muss, und zwar unabhängig vom beruflichen Status, den Sie haben. Hier ein gutes Beispiel für das, was sich damit erreichen lässt.

In einem Seminar brachte ich einem Polizisten die Geist-zu-Geist-Technik bei. Ein paar Wochen später rief er mich an und erzählte mir folgende Geschichte: Er war in ein Haus gerufen worden, in dem sich gerade ein Akt häuslicher Gewalt abspielte. Im Wohnzimmer wedelte ein Mann mit einer Waffe herum und richtete sie erst auf seine Frau und dann auf seinen kleinen Sohn. Der Polizist hatte keine Ahnung, was er tun sollte. Er hatte seine Arbeitsstelle erst vor Kurzem angetreten, und sein Kopf war plötzlich ganz leer. Nachdem er schnell die Geist-zu-Geist-Übung durchlaufen hatte, hörte er sich mit dem Bewaffneten über dessen Kindheit sprechen. Dieser offenbarte, dass er in einem Ghetto aufgewachsen war und sein Vater Selbstmord begangen hatte. Schließlich entschied der Mann, dass er das gewalttätige Erbe seines Vaters nicht fortsetzen wollte, und legte seine Waffe nieder.

Der Polizeibeamte war sich sicher, dass er nur deshalb gewusst hatte, was er sagen sollte, weil die Worte »durch ihn hindurchgeschickt« worden waren, nachdem er die Geist-zu-Geist-Übung durchgeführt hatte. Der Schlüssel für den Einsatz von Geist-zu-Geist im beruflichen Zusammenhang lautet »unterschwellig« oder »in aller Stille«. Darum sollten Sie die Übung innerlich machen und dann darauf vertrauen, dass das, was Sie sagen oder tun oder nicht sagen oder tun, allen Beteiligten helfen wird, weil Sie vom göttlichen Geist geleitet werden.

In einer Gruppe

Gruppenenergie kann wunderbar sein. Ich leite gern Kurse, weil die einzelnen Teilnehmer in der Gruppe normalerweise auf ein höheres Ziel hinarbeiten und Fragen stellen, die Wahrheiten beleuchten, welche für alle Anwesenden von Bedeutung sind. Aber manche Gruppenenergien sind eher verwirrend oder problematisch. Vielleicht haben Sie schon einmal Folgendes erlebt, egal welche Rolle Sie dabei gespielt haben:

- Eine Führungskraft verfolgt andere Ziele als die anderen Beteiligten. Beispielsweise will sie herausfinden, wen sie entlassen kann, während die Betroffenen ihre Arbeitsplätze retten wollen.

- Alle außer einer Person sind auf einer Seite. Häufig gibt es in einer Gruppe einen »Rebellen«, also eine Person, die eine andere Meinung vertritt als alle anderen.
- Die Absichten einer Gruppe stehen im Widerspruch zu denen einer höheren Macht. Beispielsweise will die Leitung eines Ladengeschäfts, dass jeder jede Toilette benutzen kann, aber die Regierung hat geschlechtsspezifische Regeln für die Toilettenbenutzung aufgestellt.
- Die Gruppe ist eine »eingeschworene« Gruppe. Diese häufige Erfahrung kann man überall machen, bei Familientreffen ebenso wie in Mediationsgruppen. Hier scheint sich keine gewinnbringende Lösung anzubieten.

Natürlich hängt die Absicht, die Sie umsetzen wollen, von Ihrer Position innerhalb der Gruppe ab. Haben Sie eine führende Rolle inne, sind Sie ein normales Gruppenmitglied, eine Autorität, ein Abhängiger oder der Rebell? Wie auch immer, machen Sie die Geist-zu-Geist-Übung, und konzentrieren Sie sich auf Schritt 3. Bleiben Sie vor, während und so lange wie nötig auch nach der Gruppenerfahrung mit dem göttlichen Geist in Kontakt.

Im Umgang mit einer negativen Person

Manchmal können andere Menschen extrem schwierig sein. Und manchmal sind wir selbst die schwierige Person. Ich setze immer die Geist-zu-Geist-Technik ein, wenn ich mich schlecht behandelt, nicht beachtet oder diffamiert fühle oder wenn ich das Gefühl habe, so mit anderen umzugehen. Hier ein Beispiel für den Umgang mit einer negativen Person: Ich habe einmal eine Klientin dabei unterstützt, Geist-zu-Geist gegenüber ihrer Mutter anzuwenden, die eine extrem negative Person war. Ich nenne diese Klientin hier Maxine.

Maxine hatte jahrelang eine Therapie gemacht und dabei versucht, mit ihrer Mutter klarzukommen, die immer freundlich und nett zu allen außerhalb der Familie war, aber nie zu Maxine, ihrem einzigen Kind. Typische Interaktionen führten regelmäßig dazu, dass sich Maxine mit Donuts und Muffins vollstopfte, um ihren Schmerz zu ersticken. In ihrer Verzweiflung beschloss Maxine, die Geist-zu-Geist-Übung zu machen, bevor sie mit ihrer Mutter sprach oder sich mit ihr traf, und dann abzuwarten, was passieren würde.

Nach den ersten paar Treffen mit ihrer Mutter stellte Maxine fest, dass sie zwar frustriert war, aber keinen Heißhunger mehr auf Donuts und Muffins hatte. Nach ein paar Monaten merkte sie, dass sie sich nicht mehr aus dem Gleichgewicht bringen ließ, sondern die beißende Kritik ihrer Mutter einfach an ihr abprallte. Nachdem sie Geist-zu-Geist etwa ein Jahr lang eingesetzt hatte, wusste Maxine bestimmte Eigenschaften ihrer Mutter sogar zu schätzen, so etwa ihren scharfen Intellekt und ihren Blick für Details. Maxine selbst hatte sich zwar nicht verändert, aber ihre Einstellung, ihre Gewohnheiten und ihre Verhaltensmuster waren andere geworden.

Beim Einsatz der Geist-zu-Geist-Technik für die Interaktion mit einer schwierigen Person geht es vor allem darum, den anderen nicht ändern zu wollen. Wenn Sie mit dem göttlichen Geist interagieren, hat dieser die größte Chance, für Sie eine Veränderung herbeizuführen.

Im Umgang mit einer Anhaftung oder Entität

Bei meiner Arbeit bin ich ständig den dunklen Mächten und Anhaftungen meiner Klienten ausgesetzt. Einmal kam ein Klient zu mir und sagte, er sei sicher, dass eine Entität an ihm hafte. Ich führte sofort die Geist-zu-Geist-Übung mit dem Ziel durch, ihn von dieser Entität zu befreien, und spürte, wie der göttliche Geist ihn in Schritt 3 von der Entität befreite. In solchen Situationen wende ich in der Regel aber auch »Heilende Ströme der Gnade« an, eine Technik, die im nächsten Kapitel beschrieben wird. Dort erläutere ich Ihnen auch, wie Sie am besten mit Entitäten und Anhaftungen umgehen.

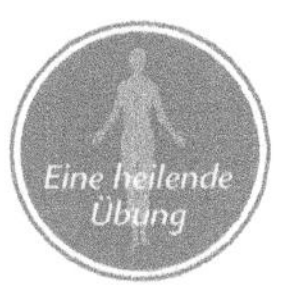

Geist-zu-Geist für Sie persönlich

Geist-zu-Geist ist ein Prozess, den man auch gut allein oder aus persönlichen Gründen durchlaufen kann. Er kann Ihnen helfen, sich zu erden, zu konzentrieren und sich mit den besten Seiten Ihres Selbst zu beschäftigen. Er kann Sie mit Ihrer geistigen Führung und heilenden Energien in Kontakt bringen und Ihnen helfen, Gewünschtes Wirklichkeit werden zu lassen. Und er funktioniert, wenn Sie wissen, was Sie brauchen – und selbst dann, wenn Sie das nicht wissen.

Die häufigste Frage, die Menschen stellen, wenn sie Geist-zu-Geist für sich allein anwenden wollen, lautet, wie sie Schritt 2 – Bestätigen des Geistes/der Geister anderer – durchführen sollen. Der einzige Unterschied besteht darin, dass die »anderen« nicht sichtbar sind, wenn Sie die Übung machen. Wir werden alle unser ganzes Leben lang von Geistführern begleitet. Außerdem kann uns der göttliche Geist eine geistige Führung zuweisen, die uns beim Lösen besonderer Aufgaben oder Probleme hilft. Wenn Sie sich ganz auf sich selbst konzentrieren oder allein sind, erkennen Sie in Schritt 2 die Tatsache an, dass Sie von Engeln und anderen hilfreichen Geistern begleitet und unterstützt werden.

Ich persönlich mache Geist-zu-Geist jeden Morgen, damit ich den ganzen Tag mit einem offenen Herzen durch die Welt gehen kann. Ich setze die Übung auch ein, wenn ich im Laufe des Tages eine geistige »Auffrischungsimpfung« brauche, und abends zur Entspannung. Ich nutze sie zudem, wenn ich um Omen und Zeichen bitten möchte, die mir bei der Entscheidungsfindung helfen sollen. Sie hilft mir auch beim Meditieren und Beten und wenn ich geistige Führung suche. Sie hilft mir außerdem, mich für heilende Energien zu öffnen; einen Wunsch so zu formulieren, dass er sich manifestiert; mich nach einem verstörenden Zwischenfall zu erholen, und vieles mehr. Geist-zu-Geist eröffnet Ihnen für jeden Bedarf eine direkte Verbindung zum göttlichen Geist.

Während ich Sie durch diese Übung führe, helfe ich Ihnen, sich auf die verschiedenen Arten von Intuition in jedem Schritt einzustimmen. Und anschließend zeige ich Ihnen ein paar Anwendungsmöglichkeiten dieser Version von Geist-zu-Geist.

Vorbereitung/Absicht: Sie brauchen keine Vorbereitung, um Geist-zu-Geist nur für sich selbst durchzuführen, es sei denn, Sie wollen zuvor eine Absicht formulieren, etwa: »Ich möchte wissen, wie ich mit der anstehenden Situation umgehen soll«, oder: »Ich hätte gern ein Zeichen, das mir hilft, eine Entscheidung zu treffen.« Sie können Geist-zu-Geist für sich selbst jederzeit, überall und ohne Vorarbeit durchführen.

Schritt 1: Bestätigen Sie Ihren eigenen Geist. Erkennen Sie das unsterbliche Selbst an, das Sie sind, immer waren und sein werden. Wenn Sie verbal intuitiv sind, sagen Sie einfach so etwas wie: »Ich halte nur mein wahrstes und höchstes Wesen hoch.« Wenn Sie visuell intuitiv sind, stellen Sie sich Ihre eigenen Energien vor, die Ihre spirituelle Essenz abbilden.

Schritt 2: Bestätigen Sie den Geist/die Geister anderer. Dieser Schritt verbindet Sie mit Ihren Geistführern. Bitten Sie um eine vollständige Verbindung mit den Geistern, die Sie umgeben und unterstützen. Vielleicht spüren Sie die unterstützende Verbindung zu diesen Wesen, oder Sie versichern sich ihrer mit einer Aussage wie dieser: »Ich werde voll und ganz von den Geistwesen unterstützt, die mich begleiten.« Setzen Sie Ihre visuelle Intuition ein, um sich diese wunderschönen Wesen vorzustellen und wahrzunehmen, wie ihre Liebe und ihr Licht zu Ihnen hinströmen. Wenn Sie ein mystisch intuitiver Mensch sind, kommt irgendeine oder kommen alle intuitiven Fähigkeiten ins Spiel.

Schritt 3: Bestätigen Sie den göttlichen Geist. Erkennen Sie, dass durch die Kraft und Gnade des göttlichen Geistes alles gut werden wird. Lassen Sie sich in das angenehme Gefühl fallen, geliebt und beschützt zu werden. Wenn Sie den göttlichen Geist gebeten haben, Sie bei der Verwirklichung einer Absicht zu unterstützen, vertrauen Sie einfach darauf, dass dies auch geschieht, und bleiben Sie offen für Führung und Hilfe.

Noch mehr Einsichten und Szenarien

Es gibt Tausende von Gründen, eine grundlegende Geist-zu-Geist-Übung nur für sich selbst und ohne ein bestimmtes Ziel zu machen. Die meisten Menschen, denen ich diesen Prozess vorgestellt habe, berichteten mir anschließend, auf welche Weise sie davon profitiert haben:

- Ihre Stimmung verbesserte sich.
- Ihre Belastbarkeit bei Stress nahm zu.
- Sie waren nun besser in der Lage, bei Bedarf sofort oder bessere Grenzen zu ziehen, besonders wenn sie in einer unerwarteten Situation gefangen waren.
- Sie wussten jetzt genauer, wann sie reden oder handeln mussten – und wann nicht.
- Ihre Leistungsfähigkeit steigerte sich.

Nicht zuletzt wegen dieser Vorteile empfehle ich, den einfachen Geist-zu-Geist-Prozess mit Ihren Geistführern ein- oder zweimal am Tag und in der Nacht zu durchlaufen, die Ergebnisse allerdings offen zu lassen. Die folgenden Beispiele zeigen Ihnen einige weitere Möglichkeiten, wie Sie Geist-zu-Geist für sich selbst einsetzen können.

Sich für Zeichen und Omen öffnen

Hin und wieder können wir alle einen kleinen Schubs in die richtige Richtung gebrauchen. Geist-zu-Geist einzusetzen und um Zeichen zu bitten ist eine ideale Möglichkeit, Führung und Input zu bekommen.

»Zeichen« sind Offenbarungen oder Sichtungen, die eine Botschaft oder einen Rat übermitteln. Sie können aus der Natur kommen oder aus einem übersinnlichen Raum. Beispielsweise möchten Sie vielleicht wissen, ob Sie Ihr Haus verkaufen sollen oder nicht. Darauf könnte der göttliche Geist so reagieren, dass Sie in einem Café ein Gespräch mitbekommen, in dem jemand seinem Freund rät umzuziehen. Oder vielleicht liegen genau an dem Tag gleich drei Prospekte von Immobilienmaklern in Ihrem Briefkasten. Das sind Hinweise aus Ihrem mehr oder weniger unmittelbaren Umfeld.

Ein übersinnlicher Hinweis könnte darin bestehen, dass Ihnen ein verstorbener Verwandter im Traum erscheint und Ihnen auf einer Karte eine bestimmte Gegend zeigt. Vielleicht ist auch eine Stimme zu hören, die Ihnen sagt, was Sie tun sollen. Was immer auch geschieht, Geist-zu-Geist kann hilfreich sein, wenn es darum geht, sich für Zeichen zu öffnen.

Wenn Sie Geist-zu-Geist einsetzen wollen, um Führung und Anleitung zu bekommen, empfehle ich Ihnen, einen bestimmten Zeitraum festzulegen, um zu Einsichten zu gelangen, beispielsweise drei Tage, eine Woche oder einen Monat, und dann darauf zu achten, was sich in diesem

Zeitrahmen an Außergewöhnlichem ereignet. Hier ein Beispiel für die Wirksamkeit dieses Prozesses:

Ich habe mit einem Mann gearbeitet, der sich nicht entscheiden konnte, ob er in einer belastenden Ehe bleiben solle oder nicht. Ich schlug ihm vor, Geist-zu-Geist anzuwenden, um bis zu unserem nächsten Termin zu entsprechenden Erkenntnissen zu gelangen. Zwei Wochen später kam er mit einem ziemlich vollgeschriebenen Tagebuch wieder. Bis dahin hatte er noch nie Tagebuch geführt. In diesem Tagebuch standen viele Einsichten, von denen er das Gefühl hatte, dass sie ihm im Wachzustand und im Traum vom göttlichen Geist geschickt worden waren. Schließlich beendete mein Klient seine Ehe – auf eine aufrechte und faire Art.

Sie können beispielsweise folgendes Ziel formulieren, um ein Zeichen zur Entscheidungsfindung zu erhalten: »Innerhalb von zwei Wochen werde ich ein Zeichen empfangen und es als solches erkennen, das mir hilft, eine Entscheidung zu treffen«, oder: »Ich möchte innerhalb eines Monats wissen, was ich in der Angelegenheit XYZ tun soll.«

Beten und Bitten

Beten bedeutet »mit Gott reden«. Vielleicht möchten Sie gehört werden oder befinden sich in einer Notlage und wollen darüber sprechen. Vielleicht möchten Sie, dass der göttliche Geist in einer bestimmten Weise für Sie aktiv wird, oder sogar eine Beschwerde loswerden. Es ist völlig in Ordnung, in einem Gebet authentisch zu sein. Sie können beispielsweise einen Satz wie diesen sagen: »Göttlicher Geist, ich möchte dir sagen, warum ich wütend auf dich bin.«

Sie sollten auch wissen, dass Gebete eine ganz eigene Dynamik entwickeln. Vielleicht bitten Sie den göttlichen Geist, Ihnen einen Hundewelpen zu schicken, und plötzlich bekommen Sie die Gelegenheit, sich ehrenamtlich im örtlichen Tierheim zu engagieren. Wenn Sie das Gefühl haben, im Gebet um irgendetwas bitten zu wollen, setzen Sie die Geist-zu-Geist-Technik ein und bleiben dann einfach offen.

In Zeiten der Trauer

Verlust und Trauer gehören zum Leben. Geist-zu-Geist kann uns durch einen Trauerprozess begleiten und dann direkt in das Licht am Ende des Tunnels führen.

Wenn wir trauern, brauchen wir normalerweise kein Ziel. Wir können einfach die Geist-zu-Geist-Übung machen, wann immer wir traurig, verzweifelt oder wütend sind oder einen Verlust erlitten haben, und dem göttlichen Geist erlauben, uns beizustehen. Manchmal brauchen wir Hilfe bei unserem Trauerprozess. Vielleicht stecken wir in der Vergangenheit fest und können ein lange zurückliegendes Trauma einfach nicht bewältigen. (Wenn das der Fall ist, wird Ihnen möglicherweise das neunte Kapitel helfen, das ganz der Traumabewältigung gewidmet ist.) Vielleicht haben wir unsere Emotionen auch weggesperrt, oder sie haben uns schon ganz unter Kontrolle. Warum sollten wir dann nicht unser geistiges Helferteam ebenso um Beistand bitten wie den göttlichen Geist? Aussagen wie die folgenden können ein Türöffner für hilfreiche Interaktionen zwischen Ihnen, Ihren Geistführern und dem göttlichen Geist sein.

- Wenn Sie Verwundungen aus der Kindheit betrauern: »Ich brauche Hilfe bei der Bewältigung von Missbrauch/Trauma/Vernachlässigung aus meiner Kindheit.«
- Wenn Sie einen aktuellen Verlust betrauern: »Ich brauche Hilfe, um mit diesem Verlust klarzukommen.«
- Wenn die Trauer festsitzt und scheinbar nie endet: »Ich brauche Hilfe, um diese Trauer zu einem transformativen Abschluss bringen zu können.«
- Bei Widerstand gegen den Trauerprozess: »Ich akzeptiere es, dass mir dabei geholfen wird, die Segnungen meines Verlustes anzunehmen.«

Trauer beinhaltet mehrere Phasen, zu denen Leugnung, Zorn, Verhandeln, Depression (Traurigkeit) und Akzeptanz gehören. Der göttliche Geist führt Sie durch all diese Phasen.

Zusammenfassung

Geist-zu-Geist ist ein grundlegender Prozess, der in allen und für alle Situationen durchlaufen werden kann. Er kann bei Interaktionen zu einem bestimmten Zweck oder auch ohne jedes Ziel eingesetzt werden und auch für Sie ganz persönlich, ob Sie ein Ziel haben oder nicht. Ob Sie Geist-zu-Geist mit einem bestimmten Ziel oder ziellos einsetzen, die drei Schritte sind dieselben. Sie bestätigen Ihren Geist, den Geist/die Geister anderer und den göttlichen Geist.

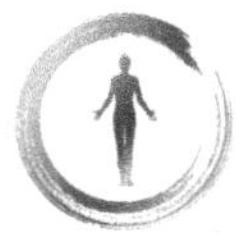

Kapitel 4

Heilende Ströme der Gnade

Nachdem ich Geist-zu-Geist entwickelt hatte, wusste ich, dass in meinem Verbandskasten noch etwas fehlte. Wie konnte ich am besten eine wirkliche Veränderung ermöglichen? Durch entsprechende Recherchen und Experimentieren ersann ich schließlich die noch fehlende Technik. Sie heißt Heilende Ströme der Gnade, und ich möchte sie Ihnen an einem Beispiel illustrieren.

Vor ein paar Jahren erhielt ich eine E-Mail von einem ehemaligen Klienten, einem Anwalt. Im Jahr zuvor hatte ich dreimal mit Jerry, wie ich ihn hier nenne, gearbeitet. Er war beruflich sehr erfolgreich, aber in romantischen Dingen eher ein Versager. Im Prinzip hatte er bisher nur Frauen kennengelernt, getroffen und geheiratet, die verschiedene Versionen seiner Mutter waren, einer zum verbalen Missbrauch neigenden Narzisstin.

In der Kindheit werden unsere Chakras durch unser Umfeld und unsere Reaktionen auf dieses Umfeld sowie durch andere Faktoren geprägt, von denen im zweiten Kapitel bereits die Rede war, etwa frühere Leben und Vorfahren. Sobald wir unser Elternhaus verlassen, sind wir mehr oder weniger dazu verdammt, zu dem zu werden, was wir anziehen. In Jerrys Fall bedeutete dies, dass er der »Zahn« war, der in genau das »Rad« passte, das eine Kopie seiner Mutter war.

Um dieses Beziehungsmuster zu durchbrechen, hatte Jerry jahrelang Therapien durchlaufen, darunter kognitive Analyse, Hypnose und emotionale Traumabewältigung. Doch bisher hatte er keine einzige funktionierende Beziehung gehabt.

In unseren ersten beiden Sitzungen sprachen Jerry und ich hauptsächlich miteinander. Die dritte Sitzung begann ich wie immer mit Geist-zu-Geist, aber diesmal bat ich den göttlichen Geist, diesen Mann mit den Heilenden Strömen der Gnade zu verbinden, die nötig waren, um seine dysfunktionalen energetischen Muster zu klären und die Beziehung herbeizuführen, die der göttliche Geist ihm wünschte. Das dauerte zwei Sekunden. Ich musste nichts tun und mein Klient auch nicht. Wir waren lediglich beide bereit, den göttlichen Geist die Energieströme lenken zu lassen, und Jerry war bereit, es dem göttlichen Geist zu überlassen, das bestmögliche Ergebnis herbeizuführen.

Innerhalb eines Monats lernte Jerry zwei Frauen kennen. Beide waren nett, aber eine war zurückhaltender als die andere.

Er entschied sich für ein Date mit der ersten Frau, die eher extrovertiert war. Doch unmittelbar davor gab sein Auto den Geist auf, also kam es nicht dazu. Als er versuchte, einen anderen Termin mit ihr auszumachen, funktionierte sein Telefon nicht. Da verstand er die Botschaft und ging mit der zweiten Frau aus. Innerhalb von ein paar Monaten fand er sich in einer Beziehung wieder, »wie ich sie mir schöner nicht hätte vorstellen können«.

Diese Veränderung war von den Heilenden Strömen der Gnade herbeigeführt worden, Energiestrahlen, die vom göttlichen Geist ausgehen. Während Geist-zu-Geist die Grundlage für das beste Ergebnis liefert, energetische Grenzen zieht und für das Herausbilden geeigneter Ziele sorgt, bestehen die Heilenden Ströme der Gnade aus aktiven Energien, die konkrete Veränderungen in Gang setzen. Nicht jeder erlebt ein Wunder wie Jerry. Doch Jerry hatte Jahre der emotionalen Verarbeitung hinter sich, was vermutlich eine schnellere Reaktion des Universums begünstigt hat. Heilende Ströme der Gnade lassen es nicht zu, dass wir unsere Emotionen oder Lebenslektionen ignorieren. Vielmehr bringen sie einen kraftvollen Energiestrom zwischen uns oder anderen und dem göttlichen Geist in Gang, und deshalb kann fast alles geschehen.

In diesem Kapitel erläutere ich zunächst die Heilenden Ströme der Gnade und erkläre, was es damit auf sich hat, wie ich sie entdeckt habe und was Sie mit ihrer Hilfe erreichen können. Dabei unterscheide ich zwischen den beiden Hauptarten von Heilenden Strömen der Gnade, die ich auch als Heilströme oder abgekürzt als Ströme bezeichne. Bei den beiden Hauptarten handelt es sich zum einen um die allgemeinen und zum Zweiten um die persönlichen Heilenden Ströme der Gnade.

Anschließend stelle ich zwei Übungen vor. Bei der ersten Übung geht es um die allgemeinen Heilströme, bei der zweiten um die persönlichen. Im Anschluss an die erste

Übung zeige ich Ihnen verschiedene Möglichkeiten auf, die Heilströme zu lenken, beispielsweise zum Heilen und Manifestieren, zum Befreien von Entitäten, Schnüren und Flüchen, zum Errichten eines energetischen Schutzwalls, zum Aufladen einer physischen Substanz, für die Interaktion mit den Chakras, für den Umgang mit schwierigen Menschen und für Situationen, in denen Sie sich machtlos fühlen. Die zweite Übung verdeutlicht, wie man sich für einen persönlichen Heilstrom der Gnade öffnet und eine direkte und einzigartige Verbindung mit dem göttlichen Geist ermöglicht.

Ich verspreche Ihnen, dass Sie diese Technik lieben werden. Sie wird Ihre Welt auf einfache Weise mit Gnade erfüllen.

Was sind Heilende Ströme der Gnade?

Wir wissen, dass die Welt voller Nebel und Dunkelheit ist. Die wunderschönen Ströme des Lichts und der Liebe oder Gnade, die uns allen die ganze Zeit zugänglich sind, können wir hingegen manchmal sehr viel schwerer erkennen.

Meine Definition von Gnade ist ermächtigte Liebe oder Liebe, die noch mehr Liebe hervorbringt. Wir sind auf diesem Planeten, um Liebe zu geben. Wenn wir in Umstände hineingeboren werden, die lieblos oder, schlimmer noch, voller Hass sind, haben wir den Auftrag zu lernen, wie man Hass in Liebe verwandelt. Wenn wir in einer liebevollen Beziehung sind, wird uns etwas Ähnliches abverlangt, nämlich die schöne Knospe unserer Beziehung zu einer noch viel schöneren Blüte heranreifen zu lassen.

Liebe ist keine einfache Angelegenheit. Weder gibt es sie in nur einer Größe, noch kann sie einfach definiert, standardisiert oder aufgeteilt werden. Das ist das Herrliche an der Liebe. Weil die Liebe ewig und unbeschreiblich ist, gehorcht sie den Regeln der Dunkelheit nicht. Sie kann auch inmitten von Grausamkeit und Furcht überleben, und manchmal gedeiht sie gerade unter solchen Umständen. Liebe ist die Blume, die in den Ritzen eines von Bomben zerstörten Bürgersteigs wächst. Sie ist eine alleinerziehende Mutter, die ihren Sohn daran hindert, sich einer Bande anzuschließen. Sie ist das 100-Euro-Trinkgeld, das für die Kellnerin liegen bleibt, weil sie genau diese Summe braucht, um ihre Semestergebühr bezahlen zu können.

Kurz nachdem ich Geist-zu-Geist ausgestaltet hatte, machte ich mich auf die Suche nach einem ähnlichen Prozess, der Transformation und Heilung auch in den schlimmsten Situationen ermöglichen sollte. Ich wollte einen Prozess, der zusammen mit allen anderen Techniken eingesetzt werden und sie zur Erzielung des besten Ergebnisses sogar verstärken konnte. Auf meiner Suche beschäftigte ich mich auch mit berühmten und großen Heilern und Spiritisten unterschiedlichster Zeiten, die Dinge bewirkt haben, die nur als Wunder bezeichnet werden können.

Eine meiner Hauptinspirationsquellen war Dr. James Roger Newton, der im 19. Jahrhundert Tausende von Menschen heilte. Seine Erfolge wurden weniger auf seine medizinische Ausbildung zurückgeführt als auf seine Tätigkeit als Heiler oder »Wundertätiger«. Er war schließlich so bekannt und berühmt, dass er in seiner Praxis, die er 1858 in Ohio eröffnete, bis zu hundert Patienten täglich behandelte. Tausende bezeugten seine wunderbaren Heilfähigkeiten (Ross: »Dr. James Rogers Newton ...«).

Newtons einzige Technik bestand darin, seine Patienten mit Liebe zu betrachten (Collins, 11. November 2011). Newton glaubte, dass alle Menschen durch Gott eins sind, und bezeichnete sich selbst als Medium. Er erklärte, Engel und Verstorbene seien jederzeit verfügbar und bereit, die heilenden Energien weiterzugeben, die von Gott ständig zur Verfügung gestellt werden Am besten beschrieb ein walisischer Patient Newtons geistige Heilenergie, indem er berichtete, dass er während einer Heilbehandlung Lichtfäden zwischen sich und Dr. Rogers sah (Newton, S. 102, 113, 258).

Jener Waliser war keineswegs die einzige Person, die bedingungslose Liebe mit Lichtstrahlen gleichsetzte. Auch Bruno Gröning, ein bekannter Heiler, der Mitte des 20. Jahrhunderts praktizierte, glaubte an Gott und daran, dass die universale Energie des Schöpfers uns allen ständig zur Verfügung steht. Er bezeichnete diese Energie als einen »Heilstrom« (Kamp: *Bruno Gröning. Revolution in der Medizin*). Ein anderer berühmter Heiler, Phineas Parkhurst Quimby (1802–1866) wurde als »Vater des Neuen Denkens« bekannt. Seine Grundannahme war, dass das »wahre Selbst« geistiger

Natur sei. Krankheiten und Probleme seien demnach ein Resultat falschen Denkens, aber die liebende Macht des Schöpfers könne diese Illusionen zerstreuen und Heilung bringen.

Wie ich festgestellt habe, sind neben diesen Menschen noch Hunderte andere zur gleichen Erkenntnis gelangt: Es gibt einen Schöpfer, der ständig Heilströme der göttlichen Liebe aussendet. Ich habe das Wort »Gnade« ergänzt, angeregt durch den Kommentar eines Schamanen, den ich im Dschungel kennengelernt habe.

Im Amazonasgebiet hatte ich beobachtet, wie ein peruanischer Schamane die eiternde Wunde einer Frau heilte. Im Rahmen einer Zeremonie hatte er getanzt und gesungen und einen Holzstab geschwungen. In den darauf folgenden Stunden hörte die Wunde der Frau auf zu eitern und schloss sich allmählich. Später fragte ich den Schamanen, was die Frau denn eigentlich geheilt habe.

»Gnade«, sagte er, »nur Gnade.«

Jahre später erstaunte ich die Teilnehmer eines Kurses, als ich Heilende Ströme der Gnade bei einer Frau einsetzte, die eine Staphylokokkeninfektion dicht neben dem Auge hatte. Ich bat den göttlichen Geist, das Licht, das die Infektion unterstützte, »abzulenken«, sodass nur das »transformierende Licht« der Heilenden Ströme der Gnade zu dem Bereich vordringen konnte. Am nächsten Tag kam die Frau ohne Augenklappe zum Kurs. Sie zeigte uns auf einem Foto, wie ihre Augenpartie ausgesehen hatte, bevor sie den Kurs begonnen hatte: entzündet und voller Eiter. Innerhalb von 24 Stunden hatte sich die Haut geschlossen und war ganz gesund geworden.

»Das ist die Macht der Gnade«, erklärte ich den Kursteilnehmern. »Ich bin das nicht. Es sind vielmehr die heilenden Ströme, die uns allen zur Verfügung stehen.«

Und auch Ihnen sei gesagt: Dies sind heilende Ströme, und sie stehen Ihnen zur Verfügung.

Wie wirken die Heilenden Ströme der Gnade?

Meiner Ansicht nach bestehen Heilende Ströme der Gnade aus der Essenz aller guten Dinge in dieser und jeder anderen Welt, einschließlich der himmlischen Gefilde. Es gibt heilende Ströme aus Gras, Sternen, Atemluft und Erde. Andere sind aus dem Widerhall von Engelsgesängen und noch andere aus wunderschönen Gedichten entstanden. Doch unabhängig von den Komponenten, die sich in ihnen verbinden, sind die Heilenden Ströme der Gnade letztlich Ströme göttlichen Bewusstseins, die zu einem liebevollen Ergebnis führen.

Am besten kann ich diese Ströme mit einem Bild beschreiben. Stellen Sie sich den göttlichen Geist als Sonne vor. Unsere individuellen Geister sind Lichtfunken, die von dieser Sonne kommen, von der auch kontinuierlich Heilende Ströme der Gnade ausgehen. Von ihnen gibt es zwei Hauptarten.

Allgemeine oder universelle Heilströme der Gnade werden von der Sonne (dem göttlichen Geist) hervorgebracht und ständig erneuert. Sie strahlen, wann immer sie gebraucht werden. Wenn sich ein Kind das Knie aufschlägt und weiß, wie es um Hilfe bitten kann, hüllen die heilenden Ströme das Knie ein. Sie reinigen, beruhigen und flicken das Gewebe und trocknen zugleich auch noch ein paar Tränen. (In der ersten Übung dieses Kapitels lernen Sie, ein Kind beim Handhaben der heilenden Ströme zu unterstützen.) Heilende Ströme können auch für eine andere Person oder ein anderes Wesen angefordert werden. Vielleicht kommt das verletzte Kind ins Haus gehumpelt und denkt überhaupt nicht selbst daran, um heilende Ströme zu bitten. Dann kann die Mutter darum bitten, dass Heilströme in das aufgeschlagene Knie ihres Kindes geschickt werden. Weil allein der göttliche Geist für diese Heilströme verantwortlich ist, werden sie auch nur ausgesendet, wenn Er damit einverstanden ist. Sollte das Kind sie aus irgendeinem Grund nicht brauchen oder andere Heilströme nötig haben, etwa für seine Gefühle, wird nur geschehen, was richtig ist.

Wenn ein bestimmtes Bedürfnis noch nie zuvor existiert hat, wird der göttliche Geist speziell an die Situation angepasste Heilströme aussenden. Beispielsweise erleben derzeit viele Menschen die nachteiligen Auswirkungen des technologisch bedingten Elektrosmogs, mit dem die Menschheit bisher nicht konfrontiert war. Warum sollte der göttliche Geist keine neuen Ströme der Gnade bilden und damit den Arzneikasten auf den neuesten Stand bringen, sodass wir uns an die Technik anpassen und vielleicht sogar davon profitieren können? Hier eine kurze Grundübung zur Anwendung der Heilenden Ströme der Gnade auf genau dieses Problem.

Kurz zusammengefasst, wirken die universellen Ströme wie folgt:

- Automatisch werden die richtige Art und Menge von Heilströmen, die für einen bestimmten Zweck gebraucht werden, bereitgestellt.
- Wenn es gegenwärtig noch keine Heilströme für einen gewünschten Zweck gibt, erzeugt der göttliche Geist neue.
- Die benötigten Ströme heften sich an, wo und wann sie gebraucht werden, verschieben sich mit einsetzender Heilung/Veränderung und fallen wieder ab, wenn die Aufgabe erledigt ist.
- Manchmal werden die universellen Ströme von Geistführern begleitet. Sie sind vom göttlichen Geist eingesetzt und geben Ihnen Anweisungen für alles, was Sie tun sollen.
- Der zeitliche Ablauf aller Wechselwirkungen mit den Heilströmen wird für alle Beteiligten vom göttlichen Geist festgelegt.

Außerdem ist jeder unserer Geister über persönliche Ströme der Gnade mit dem göttlichen Geist verbunden. Diese maßgeschneiderten Bindungen garantieren den Fluss der Liebe zwischen dem Geist und dem göttlichen Geist.

Niemand außer uns selbst steht mit unseren persönlichen Strömen in Verbindung. Letztlich stellen unsere Ströme der Gnade sicher, dass wir persönlich genährt und geschützt werden, und sie es ermöglichen uns, unser »wahres Selbst« im täglichen Leben zu verkörpern. Wir werden so sehr geliebt, dass sich der göttliche Geist um jeden von uns auf genau die Weise kümmert, die unserer Persönlichkeit am meisten entspricht.

Abbildung 3 gibt Ihnen einen Eindruck von den universellen und persönlichen Strömen der Gnade.

Ein Beispiel für den universellen Gnadenstrom

Ich könnte hier Tausende von Beispielen aufführen, um die Eigenschaften und die Kraft der Heilenden Ströme der Gnade zu veranschaulichen. Manchmal ist ihre Wirkung magisch und geheimnisvoll. Eine Operation war erfolgreich. Eine Krebserkrankung ist geheilt. Es fällt Ihnen plötzlich leichter, mit einer schwierigen Person umzugehen. Manchmal verschieben die Ströme auch einfach die Realität, damit Sie die richtige Hilfe bekommen.

Hier ein Beispiel für Letzteres: Ich war einmal mit meinen beiden Hunden Lucky, einem Labrador, und Honey, einem Golden Retriever, auf der Hundewiese. Honey verletzte sich die Pfote, legte sich hin und wimmerte. Lucky stand daneben und jaulte. In dem Moment öffnete der Himmel seine Schleusen, und es fing an zu regnen. Ich hatte keine Ahnung, was ich tun sollte, und fühlte mich ziemlich miserabel, während ich dastand und versuchte, es herauszufinden.

Ich führe immer Geist-zu-Geist durch, bevor ich um Heilende Ströme der Gnade bitte. Nie setze ich die Ströme

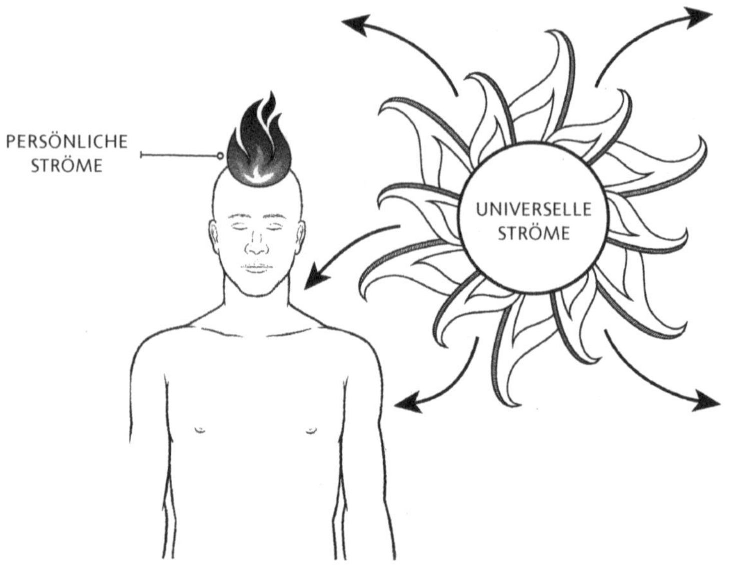

Abbildung 3: *Universelle und persönliche Heilende Ströme der Gnade*

(oder andere Übungen) ein, ohne zunächst Geist-zu-Geist zu machen, denn ich will, dass ausschließlich der göttliche Geist die Ströme lenkt. Das tat ich auch in diesem Fall.

Eine Joggerin kam vorbei und hielt trotz des Graupelschauers an. Sie sagte, sie sei Chiropraktikerin für Tiere, und fragte, ob sie helfen könne. Kaum hatte sie diese Frage gestellt, hörte es auf zu regnen.

Sie richtete Honeys Pfote, woraufhin er von der Wiese und aus dem Park humpeln konnte. Als wir im Auto saßen, fing es erneut an zu regnen. Zu Hause humpelte Honey immer noch, aber es wurde nach und nach besser. Zwei Tage später rannte er wieder durch den Park, fing Bälle und bellte vor Vergnügen. Ich hielt dies den Strömen der Gnade zugute.

Wie könnten Sie diese Ströme erleben? Ich schildere Ihnen gleich die Erfahrungen, die ich damit gemacht habe.

Wie sehen Heilende Ströme der Gnade aus, wie fühlen sie sich an, und wie klingen sie?

Wenn ich Heilende Ströme der Gnade intuitiv wahrnehme, fühle ich mich wie im Wunderland. Jeder Strom besteht aus mehreren Schichten von Farbe, Klang und Form. Manche Ströme sind dünn und ätherisch, andere dick und massiv wie ein Baumstamm. Manche steigen aus der Erde auf wie Bodennebel, andere treten mit unstetem

Blinken in ihre Existenz ein wie Lichtfunken im Dunkeln. Es gibt lange und kurze, vertikale und horizontale Ströme sowie weitere, die geometrische Formen oder Regenbogenfarben bilden.

Auf einer instinktiven Ebene reagiere ich oft körperlich oder emotional auf die Ströme, wenn ich auf sie für mich selbst oder für andere zugreife. Diese Empfindungen sind umfangreich und vielfältig und umfassen ebenso Hitze und Wärme wie Eiseskälte oder ein Frösteln. Sie können ein Kribbeln und Jucken auslösen oder mich zum Tanzen und Lachen bringen. Ich spüre möglicherweise Freude, Angst, Traurigkeit oder Verzweiflung. Ähnliche Erfahrungen berichten mir meine Klienten. Manchmal ist eine solche Reaktion sofort zu spüren, in anderen Fällen erst Tage später.

Ab und zu werden die Heilenden Ströme der Gnade auch verbal übermittelt. Ich habe einmal mit einer Klientin gearbeitet, die als Baby ein Geburtstrauma erlebt hatte. Sobald die Ströme ankamen, begann sie zu schluchzen. Sie hörte die »Musik der Engel«, und poetische Liedtexe versicherten ihr, dass sie geliebt wurde und willkommen war. Dies führte zu einer dramatischen Veränderung im Leben meiner Klientin. Mit der Besserung ihres Selbstwertgefühls veränderte sich ihr gesamtes Verhalten. Sie kleidete sich gewagter und brachte die kreativere Seite ihrer Persönlichkeit mehr zum Ausdruck. Innerhalb eines Jahres wurde ihr eine neue Stelle angeboten, und sie lernte ihren wunderbaren Freund kennen. Sie sagte: »Wenn die Engel mich wollten, obwohl meine Mutter mich nicht wollte, verdiene ich es, glücklich zu sein.«

Achten Sie auf Ihre eigenen Erfahrungen mit den Heilenden Strömen der Gnade. Machen Sie sich Notizen und schauen Sie, ob sich übereinstimmende Muster ergeben. Wenn nicht, machen Sie sich keine Gedanken. Es gibt mehr Heilende Ströme der Gnade, als jemals gezählt werden könnten.

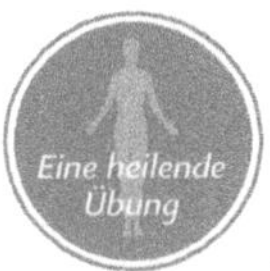

Heilende Ströme der Gnade. Die allgemeinen Ströme

Die allgemeinen oder universellen Ströme stehen Ihnen immer zur Verfügung – egal ob sich die Umstände eher als Dilemma oder als Chance darstellen. Die folgenden Schritte sind einfach und klar. Sie enthalten alles, was Sie tun müssen, um universelle Ströme der Gnade auf sich oder andere zu ziehen.

Schritt 1: Geist-zu-Geist durchführen. Formulieren Sie zunächst Ihre Absicht, wenn Sie eine haben; etwa so: »Ich möchte, dass Heilende Ströme der Gnade mir helfen, das Ergebnis XY zu erzielen.« Wenn Sie keine bestimmte Absicht haben, machen Sie sich keine Gedanken. Der göttliche Geist wird auch so tun, was gerade getan werden muss.

Führen Sie nun Geist-zu-Geist durch, indem Sie zunächst Ihren Geist, dann die Geister der anderen und schließlich den göttlichen Geist bestätigen, wie im vorangegangenen Kapitel erklärt.

Schritt 2: Um Heilende Ströme der Gnade bitten. Bitten Sie den göttlichen Geist, diejenigen Heilenden Ströme der Gnade auszuwählen, die zur Erfüllung Ihrer Bitte gebraucht werden. Seien Sie gewiss, dass der göttliche Geist die entsprechenden Ströme auswählen, anpassen und mit Ihnen oder anderen verbinden wird. Lassen Sie los, und erlauben Sie dem göttlichen Geist, das alleinige Kommando zu übernehmen. Bitten Sie darum, dass Ihnen bei Bedarf über Omen, Zeichen oder intuitive Botschaften, die Sie leicht erkennen und entschlüsseln können, weitere Informationen zur Verfügung gestellt werden.

Schritt 3: Danken. Danken Sie dem göttlichen Geist für das Bereitstellen der heilenden Ströme – und haben Sie Vertrauen in den Prozess.

Weitere Einsichten und Szenarien

Es ist ausgesprochen einfach, die Heilenden Ströme der Gnade für besondere Anliegen anzupassen. Sie müssen lediglich bestimmte Vorsätze fassen, entsprechende Absichten formulieren und daran denken, dass der göttliche

Geist den Ablauf und das Ergebnis so gestalten wird, dass allen Beteiligten gedient ist. Und wie passen Sie die Ströme an? Formulieren Sie einfach eine Absicht, bevor Sie Geist-zu-Geist machen.

Sie sollten aber auch wissen, dass Sie nicht unbedingt eine Absicht formulieren müssen. Es genügt, wenn Sie ein Bedürfnis haben oder vom Grunde Ihres Herzens aus einen Hilferuf senden. Der göttliche Geist hört, was sonst ungehört bleibt, und weiß, was Sie nicht wissen.

Im Folgenden beschreibe ich typische Szenarien, die Ihnen vielleicht bekannt vorkommen, sowie Beispiele für mögliche Absichten.

Eine Heilung herbeiführen

Ob Sie Heilung für sich selbst, ein anderes Wesen oder eine Gruppe erbitten, Sie können dabei immer Heilende Ströme der Gnade einsetzen. Es spielt auch keine Rolle, ob derjenige, der geheilt werden soll, anwesend ist oder nicht.

Sie können selbst eine Absichtserklärung formulieren oder die folgende Bitte entsprechend abändern:

»Ich erbitte heilende Ströme vom göttlichen Geist, um mit den Ursachen von *(hier das Problem einfügen)* ***umgehen zu können.«***

Bitte beachten Sie: Ich bitte ausdrücklich darum, dass sich der göttliche Geist um die Ursachen des Problems kümmert. Die allopathische Medizin neigt eher dazu,

Symptome zu behandeln. Ganzheitlichkeit aber wird erreicht, wenn wir uns um die Ursache eines Problems kümmern und nicht nur um das, was wir an der Oberfläche wahrnehmen. Der einzige Heiler, der für optimale Ergebnisse sorgen kann, ist der göttliche Geist. Er entscheidet, was uns wirklich ganz macht und was mit unserer Auffassung übereinstimmt und was nicht.

Beispielsweise habe ich heilende Ströme bei einem kleinen Mädchen eingesetzt, bei dem eine Depression diagnostiziert worden war. Ihr Vater wollte sich nicht damit anfreunden, dass sie verschreibungspflichtige Medikamente nehmen musste. Er brachte sie in meine Praxis, und wir baten für seine Tochter um Heilende Ströme der Gnade.

Ein paar Wochen später kam der Vater des Mädchens wieder zu mir. Seiner Tochter gehe es großartig, berichtete er, aber er ärgerte sich über das Ergebnis der Heilung. Gleich nach unserer Sitzung hatte der Kinderarzt des Mädchens die ursprüngliche Diagnose infrage gestellt und das Mädchen an einen Neuropsychologen überwiesen. Der hatte eine ganze Reihe von Tests gemacht und war zu dem Ergebnis gekommen, dass das Mädchen in Wirklichkeit eine Aufmerksamkeitsdefizitstörung (ADHS) hatte. Nachdem die Medikamente gegen die Depression erfolgreich abgesetzt worden waren, verordnete der Arzt dem Mädchen ADHS-Medikamente. Daraufhin blühte das Mädchen regelrecht auf.

Der Vater hatte sich eine »Heilung« durch die Ströme der Gnade anders vorgestellt. Er dachte, sie falle so aus, dass auf alle allopathischen Medikamente verzichtet werden könne. Stattdessen wurde ihre Krankheit richtig diagnostiziert und entsprechend behandelt. Manchmal kommt Hilfe auf eine Weise, mit der wir nicht gerechnet haben.

Träume wahr werden lassen

Wir alle haben Träume, die wir gern wahr werden lassen würden. Heilende Ströme der Gnade helfen dabei, indem sie das feinstoffliche Energiesystem ebenso verändern wie unsere psychologische Programmierung und unser Verhalten. Als Folge davon verhalten wir uns anders und ziehen neue Situationen an. Wenn Sie sich selbst oder einer anderen Person, einer Gruppe oder einem Wesen helfen möchten, etwas zu realisieren, können Sie eine Aussage wie diese verwenden:

»Der göttliche Geist gewährt jetzt die Heilenden Ströme der Gnade, die gebraucht werden, um bei der Manifestation von** (hier den Wunsch einfügen) **zu helfen, und zwar in Übereinstimmung mit dem, was alle Beteiligten wirklich brauchen.«

Möchten Sie Ihre Manifestation noch wirksamer aufladen? Kehren Sie zum ersten Kapitel zurück und schauen Sie sich die Darstellung der Chakras (Abbildung 1) an. Wählen Sie das Chakra aus, das einen Bezug zu Ihrem Traum hat, und formulieren Sie eine Absicht wie diese:

»Ich bin damit einverstanden, dass der göttliche Geist Heilende Ströme der Gnade in das X-Chakra schickt und es mir dadurch ermöglicht,** (hier den Wunsch einfügen) **zu manifestieren, und zwar in Übereinstimmung mit den wahren Bedürfnissen aller Beteiligten.«

In diesem Zusammenhang muss man wissen, dass der göttliche Geist diejenigen Wünsche wahr werden lässt, die für alle Betroffenen und nicht nur für eine einzelne Person von Nutzen sind. Immer und immer wieder habe ich beobachtet, wie sich im Leben mehrerer Personen etwas zum Guten verändert hat, obwohl nur eine Person um die Ströme gebeten hatte. Beispielsweise habe ich die heilenden Ströme neulich bei einem Teenager eingesetzt, der sich von seinem Vater entfremdet hatte. Innerhalb sehr kurzer Zeit fühlte sich der Junge stark genug, mit seinem Vater über seinen ganzen Frust zu sprechen, woraufhin dieser einen emotionalen Zusammenbruch hatte und eine Therapie begann. Diese Therapie führte dazu, dass der Vater des Jungen Frieden mit seinem eigenen, von ihm entfremdeten Vater schloss, der ein mittlerweile trockener Alkoholiker war.

Ein weiteres Beispiel: Einmal habe ich erst Geist-zu-Geist und dann Heilende Ströme der Gnade eingesetzt, um einen neuen Babysitter zu bekommen. Ich hatte eine Woche Zeit, um einen Ersatz für unsere aktuelle Babysitterin zu finden, die umziehen wollte. Ich saß im Spielbereich eines Einkaufszentrums und kam mit einer anderen Mutter ins Gespräch. Sie nannte mir den Namen einer

Tagesmutter, die sie gerade kennengelernt hatte. Es war eine Frau, die ich als Kind gut gekannt hatte. Zwei Stunden später hatte ich meine neue Babysitterin. Sie suchte dringend einen Ersatz für ein Kind, das ihre Gruppe bald verlassen würde, weil sie sich keinen Verdienstausfall leisten konnte.

Von Anhaftungen befreien

In meiner Ausbildung zur Energieheilerin habe ich gelernt, Schnüre durchzuschneiden oder Verbindungen zwischen dunklen Einflüssen und mir oder anderen aufzulösen. Ich habe im zweiten Kapitel kurz über Anhaftungen gesprochen und erklärt, wie Schnüre, Flüche und andere energetische Bindungen schädliche Verträge zwischen den Lebenden und negativen Entitäten, Energien, Vorfahren, anderen Lebewesen, dem Dämonischen und dergleichen schließen.

Vereinfachend gesagt: Schneiden Sie Schnüre nicht durch, und hacken Sie Anhaftungen nicht ab. Durchgeschnittene oder abgehackte Verbindungen machen alles nur noch schlimmer und schaffen zusätzliche Probleme. Das liegt hauptsächlich daran, dass die tiefer liegenden Probleme oder die Ursachen für die Bindung nicht berücksichtigt werden.

So seltsam es auch erscheinen mag: Die Beteiligten glauben in der Regel, dass diese Verträge oder Vereinbarungen ihren Bedürfnissen entsprechen. Wenn die dieser Überzeugung zugrunde liegenden Probleme nicht geklärt werden, werden die Betreffenden auch weiterhin eine ähnlich schlechte Behandlung anziehen. Oft kommen die beiden ursprünglichen Vertragspartner einfach wieder zusammen.

Wenn Sie noch eine weitere Erklärung brauchen, stellen Sie sich ein durchschnittenes elektrisches Kabel vor. Grundsätzlich handelt es sich um einen unter Strom stehenden Draht, der an seinem abgeschnittenen Ende weiterhin Funken sprüht und passende Frequenzen anzieht. Schon bald baut sich die »Schnur« wieder auf und stellt eine neue Verbindung her, entweder zu dem ursprünglichen Menschen oder Lebewesen oder einem ähnlichen.

Wahre Heilung hingegen transformiert die toxische Energie, die in eine Anhaftung fließt oder darin gebunden ist, sodass sie keine ähnliche Negativität mehr anzieht.

Heilende Ströme der Gnade sind die perfekte Lösung, um sich oder andere von Anhaftungen zu befreien. Zunächst einmal bitten wir den göttlichen Geist, die Ströme in und um die gesamte Bindung fließen zu lassen. Die Ströme neutralisieren die negative Ladung und lösen auch das »Verbindungsstück«, also die Schnur oder das Miasma, auf. Außerdem helfen die heilenden Ströme den Beteiligten bei der Bewältigung ihrer Probleme. Das Ergebnis ist die sichere Auflösung der Anhaftung und eine Einladung zur Veränderung. Diese Veränderung vollzieht sich in dem Zeitrahmen, den der göttliche Geist vorgibt.

Hier ein Beispiel für die Formulierung einer Absicht, die verwendet werden kann, um sich selbst oder andere von Anhaftungen zu befreien:

»Ich gebe dem göttlichen Geist die Erlaubnis, schädliche Anhaftungen in einer Weise aufzulösen, die echte Transformation und Heilung möglich macht.«

Als ich im Ausland unterrichtete, arbeitete ich unter anderen mit einem russischen Professor. Er hatte davor an einer schamanischen Zeremonie im Ural teilgenommen. Auf seinen Wunsch hatte der Schamane eine Schnur zwischen dem Professor und seiner Exfrau zerschnitten. Seitdem war die Exfrau des Professors vollkommen unberechenbar geworden. Sie tauchte bei ihm zu Hause und an seinem Arbeitsplatz auf, schrie und tobte und forderte, dass er zu ihr zurückkam.

Ich bat um Heilende Ströme der Gnade, damit sie füllten und umgaben, was nach dem schamanischen Eingriff von den Schnüren übrig geblieben war. Mein Klient wurde augenblicklich ruhiger. Ein paar Wochen später schrieb er mir, er und seine Exfrau hätten nicht lange nach der Heilung ein »ganz normales Gespräch« geführt. Sie hätten gemeinsam geweint und sich dann gegenseitig alles Gute gewünscht. Seitdem, schrieb mein Klient, hätten sie keinen Kontakt mehr gehabt.

Umgang mit Entitäten und negativen Menschen – Wahrheitsblasen

Meistens helfe ich Menschen, Entitäten loszulassen, indem ich die oben beschriebene Übung »Von Anhaftungen befreien« einsetze. Manchmal genügt es nicht, sich von Schnüren oder Flüchen zu befreien. Manchmal müssen wir mit der Entität, dem negativen Einfluss, der dunklen Macht oder einem verborgenen Aspekt einer problematischen Person interagieren, um etwas über die Ursache der bestehenden Verbindung herauszufinden.

Um dieses Ziel zu erreichen, bitte ich den göttlichen Geist, eine »Wahrheitsblase« zu bilden, indem er die Entität in Heilende Ströme der Gnade einhüllt. Manchmal haben wir es mit einer lebenden Person zu tun und glauben, dass ein Aspekt von ihr uns nicht guttut. Wenn Sie so etwas erleben, können Sie es genauso machen und den göttlichen Geist bitten, den negativen Aspekt dieser Person mit Heilenden Strömen der Gnade zu umgeben. Eine Entität oder ein Wesen, das Ihnen schaden will, muss wahrhaftig sein, während sie/es in dieser Blase eingeschlossen ist, die vollständig aus den Heilenden Strömen besteht.

In diesem Moment stelle ich dem Störenfried Fragen, die letztlich jedes Opfer beantwortet haben will:

- Warum sind wir miteinander verbunden?
- Welchen Vorteil hast du von dieser Bindung?
- In welcher Weise habe ich bisher von dieser Verbindung profitiert?
- Welche Energien tauschen wir aus?

- Wie siehst du wirklich aus?
- Welche Probleme vermeidest du durch diese Verbindung?
- Was kann ich vermeiden, solange diese Verbindung besteht?
- Bist du bereit, an den göttlichen Geist entlassen zu werden?

Sie sollten wissen, dass es keine Rolle spielt, ob eine störende Entität oder ein störendes Wesen bereit ist, aus der Bindung entlassen zu werden. Ein Opfer hat immer das Recht auf Freiheit. Oft weiß es das nur nicht. Es wird leichter, den Störenfried dem göttlichen Geist zu überlassen und sich selbst aus der Knechtschaft zu befreien, wenn man zunächst herausfindet, welche Lehre man aus der Interaktion ziehen kann.

Ein Beispiel: Vor Jahren habe ich mit einer Psychiaterin gearbeitet, die seit ihrer Kindheit unter Schlaflosigkeit litt und glaubte, dass eine Entität ihre Nachtruhe störte. In einer Sitzung bat ich den göttlichen Geist, diese Entität mit Heilenden Strömen der Gnade zu umgeben und eine Wahrheitsblase zu bilden.

Meine Klientin visualisierte diese Blase, die alle Dinge so erscheinen lässt, wie sie wirklich sind. In ihrem Innern erschien ein kleiner Junge. Der Geisterjunge und meine Klientin unterhielten sich. Offenbar war dieses Wesen ein »verschwundener Zwilling« und offenbar war die Mutter meiner Klientin mit zwei Kindern schwanger gewesen, aber nur meine Klientin hatte die Schwangerschaft überlebt. (Bis zu dreißig Prozent aller Schwangerschaften sind ursprünglich Zwillingsschwangerschaften, aber ein

Zwilling »verschwindet« in den ersten drei Monaten.) Der kleine Junge war die Seele, die an den als Fehlgeburt abgegangenen Embryo gebunden gewesen war. Dieser Embryo hatte nicht gehen wollen und weiter versucht, mit seiner Schwester in Verbindung zu bleiben.

Nachdem sie miteinander kommuniziert hatten, war meine Klientin in der Lage, dieser Seele zu verzeihen, dass sie zu zudringlich gewesen war. Sie gewann auch ein paar Einsichten über das Wesen der Liebe und lernte, dass nicht alles, was schlecht zu sein scheint, tatsächlich schlecht ist. Wir baten den göttlichen Geist, die Seele mit auf die andere Seite zu nehmen, wo sie vollkommene Liebe erfahren und Hilfe bekommen konnte. Die Seele des Jungen verabschiedete sich mit einem Lächeln und wurde auf Engelsflügeln davongetragen.

Dieses Beispiel verdeutlicht einen der vielen Vorteile, die das Erschaffen einer Wahrheitsblase hat. Die Heilenden Ströme der Gnade in ihr offenbaren nicht nur die Entität oder Energie, die eine Störung verursacht; die Wahrheitsblase macht bei Bedarf auch ein Gespräch zwischen diesem Wesen/dieser Energie und dem oder der Betroffenen möglich. Auf diese Weise fungiert die Blase als eine Art Koffer, in dem der göttliche Geist die Entität umwandeln und/oder sicher entfernen kann.

Man kann die zu einer Wahrheitsblase geformten Ströme aber auch noch anders einsetzen. Wenn mich dunkle oder verwirrende Einflüsse, ob sie nun von lebenden Wesen ausgehen oder nicht, verunsichern, kann ich mich selbst in eine Wahrheitsblase einschließen. Auf diese Weise kann ich nicht manipuliert werden und auch selbst nicht manipulieren und bin in Sicherheit. Auch wenn jemand seinem tyrannischen Chef gegenüber normalerweise nie mit der Wahrheit herausrückt, fühlt er oder sie sich in eine Wahrheitsblase eingehüllt viel sicherer und kann von einer ehrlicheren Position aus kommunizieren.

Manchmal bitte ich den göttlichen Geist auch, jemand anderen in eine Wahrheitsblase einzuhüllen, wenn es für denjenigen am besten zu sein scheint. Stellen Sie sich vor, Sie machen sich um eine minderjährige oder ältere Person Sorgen und sind nicht in der Lage, ihr zu helfen. Dann können Sie den göttlichen Geist bitten, diese Person zu ihrem eigenen Wohl mit einer Wahrheitsblase zu umgeben. Ich habe dies einmal für die Nachbarin einer Klientin von mir getan. Diese Nachbarin war eine ältere Dame, und meine Klientin war sich sicher, dass diese ältere Dame von ihren Kindern ausgenutzt wurde. Innerhalb weniger Wochen fand eine andere Verwandte heraus, dass die Kinder die ältere Dame finanziell schamlos ausbeuteten, und schaltete die Behörden ein.

Ich schlage den Einsatz von Wahrheitsblasen auch vor, wenn Ihre Lieben oder die Angehörigen anderer eingeschüchtert werden. Ein bei negativen Menschen und Entitäten sehr beliebter Trick besteht darin, die Lebenden unter Druck zu setzen, indem sie ihnen drohen, den Angehörigen ihres Opfers etwas anzutun. Ein mitten aus dem Leben gegriffenes Beispiel ist der Ehemann oder die Ehefrau, der oder die seiner Partnerin/ihrem Partner droht, im Fall einer Scheidung die gemeinsamen Kinder zu entführen oder ihnen etwas anzutun. Auch Entitäten können solche Schikanen einsetzen.

Wie gehen Sie mit solch einer Situation um? Bitten Sie den göttlichen Geist, jeden und alles mit Heilenden Strömen der Gnade in Form der Wahrheitsblase zu umgeben, die auch als energetischer Schutz fungiert. (Siehe dazu auch den nächsten Abschnitt »Einen energetischen Schutz aufbauen«.)

Absichtserklärungen zur Bildung von Wahrheitsblasen sind leicht zu formulieren. Ein einfacher Satz, den Sie ergänzen können, lautet:

***»Ich bitte den göttlichen Geist,
XYZ ganz mit Heilenden Strömen der Gnade
zu umgeben, die zu einer Wahrheitsblase
geformt sind.«***

Einen energetischen Schutz aufbauen

Wie Sie im obigen Abschnitt »Umgang mit Entitäten und negativen Menschen – Wahrheitsblasen« gesehen haben, können Sie den göttlichen Geist immer bitten, eine Wahrheitsblase für Sie selbst oder andere bereitzustellen, wenn Schutz benötigt wird. Ich setze die Blasen auch ein, wenn eine Situation eine tödliche Gefahr birgt oder sehr ernst ist. Wenn die Umstände nur nervenaufreibend oder mühsam sind, bitte ich den göttlichen Geist lediglich, mich oder jemand anderen in die Heilenden Ströme der Gnade einzuhüllen, die für einen energetischen Schutz gebraucht werden. Eine einfache Absichtserklärung dafür lautet:

»Bitte, göttlicher Geist, umgib XYZ mit einem Schutz aus Heilenden Strömen der Gnade.«

Ich verlasse mich ständig aus einer Vielzahl von Gründen auf schützende Ströme der Gnade. Bevor ich eine kranke Freundin im Krankenhaus besuche, umgebe ich mich mit den Strömen, damit ich mir dort keine Infektion hole. Wenn ein Klient operiert wird, erbitte ich die heilenden Ströme für ihn und das Ärzte- und Helferteam im Operationssaal an, damit alles gut geht. Sie werden Tausende von Gelegenheiten bekommen, die heilenden Ströme einzusetzen, um Grenzen zu ziehen und einen Schutz aufzubauen.

Eine physische Substanz oder ein Objekt aufladen

Heilende Ströme der Gnade sind fantastische »Auffrischungsimpfungen« zur Stärkung der positiven Wirkung physischer Substanzen und zur Minderung negativer Nebeneffekte. Häufig bitte ich den göttlichen Geist aus einer ganzen Reihe von Gründen, heilende Ströme in oder durch Substanzen oder Objekte zu schicken.

Wenn ein Klient beispielsweise eine Chemotherapie macht, bitte ich den göttlichen Geist, heilende Ströme durch die Medikamente zu schicken. Damit werden zwei Ziele erreicht. Die Ströme steigern die positive Wirkung der Medikamente und begrenzen ihre Nebenwirkungen. Wenn Klienten auf fast alle Arten von Nahrungsmitteln allergisch reagieren – und glauben Sie mir, das habe ich erlebt –, schlage ich vor, dass sie ihr Essen mit den Strömen segnen, bevor sie es zu sich nehmen, um die negativen Reaktionen abzumildern.

Viele meiner Klienten spüren die Energie in Objekten. Dies kann manchmal dazu führen, dass sie sich an einem kostbaren Gegenstand nicht wirklich erfreuen können. Die Ströme können die störenden Energien aus einem Objekt oder einer Substanz entfernen und lebensfördernde Energien verstärken. Auf diese Weise können Sie sogar Schriftstücke segnen, etwa wenn Sie einen Bericht geschrieben haben oder bevor Sie Ihre Steuerunterlagen einreichen.

Eine Absichtserklärung für Objekte und Substanzen ist einfach zu formulieren. Hier ein Beispiel:

»Ich bitte den göttlichen Geist,
dieses Objekt/diese Substanz/diese Flüssigkeit mit
Heilenden Strömen der Gnade zu segnen.«

Interaktion mit den Chakras

Die im ersten Kapitel aufgeführten Chakras werden ganz besonders von den Heilenden Strömen der Gnade beeinflusst, da beide Hauptakteure in der feinstofflichen Welt sind. Jedes Chakra hat zwei Räder oder Komponenten, und vor allem das innere Rad reagiert unmittelbar auf diese Ströme.

Das äußere Rad ist ein Spiegel unserer Überlebensthemen und -programme. Darin verschlüsselt sind Einflüsse aus unserer Ahnenreihe, unseren Genen, der Familie, aus der wir stammen, unserer Kindheit, unseren früheren Leben und unserer Kultur. Die meisten Therapien und Heilversuche sind auf die äußeren Räder ausgerichtet. Veränderung findet auf den äußeren Rädern aber nur langsam statt, denn hier liegen Schichten über Schichten aus Verwundungen und dysfunktionalen Überzeugungen. Auf der anderen Seite spiegeln diese Räder die Ursache oder das Wesen eines Problems oder Anliegens wider.

Statt die Ströme nur für das äußere Chakra-Rad zu erbitten, konzentriere ich mich auch auf das innere Chakra-Rad. Dieses innere Rad, das wie eine Leere oder ein Vakuum voller Licht und Liebe aussieht, spiegelt unseren Geist wider. Dieser Aspekt des Chakras hat eine direkte Verbindung zu den Geistern anderer und zum göttlichen Geist. Indem man Heilende Ströme der Gnade durch das innere Rad eines Chakras oder mehrerer Chakras schickt, bewirkt man, dass nur die höchsten Energien das betreffende Chakra beeinflussen. Abbildung 4 illustriert zum besseren Verständnis die Struktur eines Chakras.

Ein Beispiel: Kürzlich hatte ich starke Kreuzschmerzen. Ich hatte einen Frühjahrsputz gemacht und mich dabei verhoben. Der untere Rückenbereich ist mit dem zweiten Chakra verbunden. Nachdem ich Geist-zu-Geist durchgeführt hatte, bat ich den göttlichen Geist, Ströme der Gnade durch das Innere meines zweiten Chakras zu gießen und sie von dort aus zu verteilen, wo immer sie gebraucht wurden. Meinem Rücken ging es danach sofort besser, und innerhalb eines Tages war ich ganz wiederhergestellt.

Um Ströme der Gnade zu erbitten, die über das Innere eines bestimmten Chakras oder auch mehrerer Chakras verteilt werden sollen, können Sie eine Aussage wie diese verwenden:

»Göttlicher Geist, bitte sende
Heilende Ströme der Gnade
über das innere Rad des XYZ-Chakras/
der XYZ-Chakras in mich.«

Umgang mit schwierigen Menschen

Es gibt bestimmte Leute, die schwierig im Umgang sind. Aus spiritueller Sicht sind wir aufgefordert, nicht über sie zu urteilen. Und die meisten Experten sagen, dass das Problem weniger in der anderen Person als in unserer Reaktion auf sie liegt. Gleichwohl weiß ich sehr gut, dass manche Menschen hochgradig schädigend wirken, Punkt.

Die Bitte um Heilende Ströme der Gnade gibt uns nicht die Möglichkeit, andere Menschen zu kontrollieren oder zu ändern. Es ist uns jedoch erlaubt, um Heilende Ströme der Gnade für die betreffende Person zu bitten. Deren persönlicher Geist entscheidet dann, ob und wie die Ströme eine Veränderung herbeiführen. Wissen sollten Sie jedoch, dass das einfache Umgeben des ständig unzufriedenen Freundes mit Heilströmen nicht automatisch bedeutet, dass er plötzlich glücklicher wird.

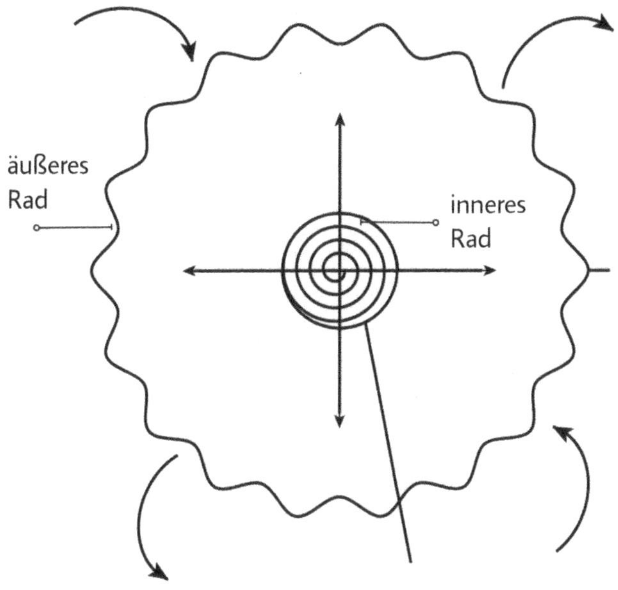

Abbildung 4: *Das innere und das äußere Rad eines Chakras*

Ob Sie nun für die problematische Person Heilströme erbitten oder nicht, es lohnt sich immer, wenn Sie sich zumindest selbst mit den Heilströmen verbinden, sobald Sie es mit ihr zu tun haben. Mit dem Guten vollgesogen, sind Sie geschützt und dann auch besser in der Lage, kluge Entscheidungen zu treffen. Vielleicht entscheiden Sie, sich nicht mehr mit dem herzlosen Freund zu treffen. Vielleicht werden Sie immun gegen seine Kritik. Vielleicht reden Sie irgendwann Klartext mit ihm oder ignorieren ihn einfach. Was auch immer Sie tun oder lassen, Sie werden dabei vom göttlichen Geist geleitet, und es ist für Sie und alle Beteiligten perfekt.

Möchten Sie die Heilenden Ströme der Gnade einsetzen, um Unterstützung im Umgang mit einer schwierigen Person zu bekommen? Dann können Sie es etwa mit diesen beiden Aussagen versuchen:

»Bitte, göttlicher Geist, sende
Heilende Ströme der Gnade,
um das höchste Selbst von XYZ zu fördern.«

»Ich bitte den göttlichen Geist,
mir Heilende Ströme der Gnade
zu schicken und mich darin einzuhüllen,
wenn ich es mit dieser Person zu tun habe.«

Wenn Sie sich machtlos fühlen

Sie waren sicher schon in Situationen, in denen Sie sich wirklich machtlos fühlten. Manchmal besteht dann die einzige Lösung darin, Geist-zu-Geist einzusetzen und um Heilende Ströme der Gnade zu bitten. Wir alle haben solche Momente der Hilflosigkeit schon erlebt.

Sie sind beispielsweise in einem Einkaufszentrum oder Supermarkt und spüren plötzlich, dass die Frau neben Ihnen zu Hause verprügelt wird. Oder vielleicht beobachten Sie, wie ein Paar miteinander umgeht, und haben den Eindruck, dass einer von ihnen der Drangsalierer und der andere das Opfer ist. Oder vielleicht sehen Sie ein Kind auf der Straße und wissen einfach, dass es misshandelt wird.

In solchen Situationen können Sie weder die Polizei rufen noch die Behörden einschalten, denn Ihre Intuition ist der einzige Hinweis auf das Problem. Aber Sie können um Heilende Ströme der Gnade bitten.

In der Regel werden Sie nicht erfahren, ob Ihre Fürbitte von Nutzen war oder nicht, aber gelegentlich erfahren Sie, dass die heilenden Ströme durchaus hilfreich waren. Ich wurde einmal in der Nähe eines Ladens von einer obdachlosen Mutter angesprochen. Sie hatte zwei kleine Kinder. Ich gab ihr einen Zwanzigdollarschein, wünschte mir aber auch Heilende Ströme der Gnade für die kleine Familie. Etwa sechs Monate später kam dieselbe Frau in einem anderen Laden auf mich zu. Sie nahm mich beiseite und dankte mir für das Geld, das ich ihr damals gegeben hatte. Sie sagte, sie habe es verwendet, um ihren Kindern etwas zu essen zu kaufen, aber auch, um mit dem Bus zu einem Obdachlosenheim zu fahren. In diesem Heim half man obdachlosen Frauen, wieder auf die Füße zu kommen. Sie lebte jetzt in einer Sozialwohnung, ihre Kinder wurden kostenlos in einer Tagesstätte betreut, und sie hatte eine Arbeitsstelle. Ich strahlte innerlich vor Freude.

Die Auswirkungen der Umweltverschmutzung begrenzen

Heutzutage gibt es endlos viele Ursachen für die Verschmutzung der Umwelt. In der Luft, im Wasser und in der Nahrung befinden sich Giftstoffe. Gasförmige Chemikalien dünsten aus unserer Kleidung und unseren Möbeln aus. Und zwischen elektrischen Geräten, Handys, Starkstromleitungen und anderen Quellen elektromagnetischer Aktivität sowie allen möglichen negativen Einflüssen werden wir ständig von belastenden Energien bombardiert, die unsere körperliche, wenn nicht auch noch unsere seelische Gesundheit untergraben können.

Jeden Morgen lasse ich heilende Ströme durch meine gesamte Aura ziehen und bitte um Schutz vor den schädlichen Auswirkungen der Umweltverschmutzung. Ich habe die Aura und die Vielfalt ihrer Schichten im zweiten Kapitel ausführlich beschrieben. Dieses Feld mit Heilenden Strömen der Gnade zu füllen, hilft zu verhindern, dass giftige feinstoffliche und physische Energien in den Körper und die Chakras sickern. Um davor geschützt zu werden, können Sie eine Absicht wie diese formulieren:

***»Der göttliche Geist flutet meine Aura
jetzt mit allen Energien,
die ich brauche, um heute gesund
und frei von Giften zu bleiben.«***

Wenn Sie sich Gedanken über eine bekannte Quelle der Umweltverschmutzung machen, etwa Ihr Handy, können Sie die heilenden Ströme auf das Chakra und die damit in Verbindung stehende Auraschicht lenken, die am verletzlichsten ist. So halten wir beispielsweise das Handy beim Telefonieren ans Ohr. Das Ohr steht in Verbindung mit dem fünften Chakra und der entsprechenden Auraschicht. Bitten Sie also den göttlichen Geist, dieses Chakra und die entsprechende Auraschicht mit den Strömen der Gnade zu fluten, um die Nebenwirkungen des Handys abzupuffern. Dafür können Sie etwa folgende Formulierung verwenden:

»Ich bekräftige, dass der göttliche Geist mein X-Chakra und die entsprechende Auraschicht mit all dem Schutz füllt, den ich brauche, um gesund und frei von Toxinen zu bleiben.«

Wie Sie vielleicht schon vermutet haben, können die universellen Ströme eingesetzt werden, um weitaus mehr Ziele zu erreichen, als ich hier genannt habe. Es gibt aber noch eine ganz besondere Reihe von Strömen, die nur Ihnen allein von Nutzen sind. Diese Ströme werde ich jetzt näher beschreiben.

Persönliche Heilströme der Gnade

Allgemeine Heilströme der Gnade stehen jederzeit für jedermann und jeden Zweck zur Verfügung. Es gibt aber auch für jedes Individuum ganz spezielle Ströme. Es existieren also einzigartige, ganz persönliche Ströme nur für mich, nur für Sie und nur für andere Individuen – sogar für meine Hunde Honey und Lucky.

Unser Geist ist ein Funke des göttlichen Geistes. Er steht in einer bewussten und kontinuierlichen Verbindung mit dem göttlichen Geist, und zwar seit Anbeginn der Zeit.

Und raten Sie mal, was Ihren Geist mit dem göttlichen Geist verbindet? Richtig, persönliche Heilströme der Gnade! Sie wurden vom göttlichen Geist eigens für jeden einzelnen Geist erschaffen und ausgestaltet.

Diese persönlichen Ströme sollen unseren Geist stärken, aber auch die Verkörperung unseres Geistes in Körper, Seele und denkendem Geist unterstützen. Wenn sie vollständig in uns und um uns herum strömen, sind wir ganz im Einklang mit dem göttlichen Geist und machen eine Erleuchtungserfahrung oder erleben den Zustand der Ganzheit.

Die persönlichen Ströme sind zwar immer verfügbar, aber die meisten von uns haben die Zugangsventile geschlossen, oder zumindest ist der freie Fluss behindert. Vielleicht sind wir in einer Familie aufgewachsen, die unser einzigartiges Selbst nicht akzeptiert hat, und vielleicht kommt immer noch die Botschaft bei uns an, dass wir so, wie wir sind, irgendwie nicht in Ordnung sind. Wie auch immer, Sie haben einen freien Fluss der Gnade zwischen sich und dem göttlichen Geist verdient.

Manchmal verhindert eine andere Person oder ein Wesen, dass ein persönlicher Strom bei uns ankommt. Vor einigen Jahren habe ich mit einem Klienten gearbeitet, dessen Vater tot war. Jerry, wie ich ihn hier nenne, spürte die Anwesenheit seines Vaters immer noch – und den Zorn seines Vaters auch. Anscheinend hatte Jerrys Vater nie gewollt, dass er Künstler wurde. Vielmehr hatte Jerry Arzt werden sollen, genau wie sein Vater. Selbst über das Grab hinaus schien Jerrys Vater wütend auf ihn zu sein. Es hatte den Anschein, als blockiere die Missbilligung seines Vaters Jerry nach wie vor.

Nachdem wir die Geist-zu-Geist-Übung durchgeführt hatten, baten wir den göttlichen Geist, Jerrys einzigartigen Gnadenstrom zu aktivieren. Sofort spürte Jerry einen Energieschub in seinem ganzen Körper, gefolgt von einem intensiven Gefühl der Vergebung gegenüber seinem Vater. In den nächsten Monaten begann sich seine Kunst ausgesprochen gut zu verkaufen. Wir vermuteten beide, dass sein Vater durch den vom göttlichen Geist gesteuerten Prozess selbst Heilung erfahren und nunmehr Frieden gefunden hatte.

Ich habe beobachtet, dass sich viele Menschen von fast all ihren persönlichen Gnadenströmen abgeschnitten haben (oder zugelassen haben, dass andere sie davon abschneiden). Andere haben sich ein Kanalsystem zusammengebastelt, das sie in bestimmten Bereichen ihres Lebens unterstützt und in anderen nicht.

Der Vorteil des Einschaltens eines persönlichen Heilstroms der Gnade – und der Bitte an den göttlichen Geist, alle persönlichen Ströme wieder ins Lot zu bringen – steht außer Frage. In jedem dieser Ströme spiegelt sich eine Tugend oder Eigenschaft wider, die notwendig ist, um alle Aspekte des Lebens zu unterstützen. Jeder einzelne bietet einen unmittelbaren Zugang zur göttlicher Führung und Hilfe sowie zu einem Team aus helfenden Engeln. Doch weil sie so mächtig sind, aktiviere ich normalerweise für mich selbst oder andere nur einen auf einmal. Die nächste Übung zeigt Ihnen, wie man das macht.

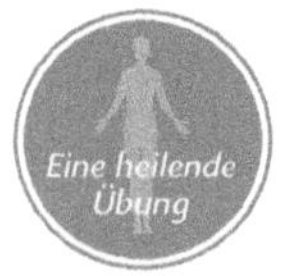

Heilende Ströme der Gnade. Die persönlichen Ströme

Möchten Sie einen persönlichen Strom für sich selbst oder jemand anderen aktivieren? Das ist leicht! Führen Sie einfach Geist-zu-Geist durch, indem Sie zuerst Ihren eigenen Geist und dann den Geist/die Geister anderer bestätigen. Erkennen Sie schließlich die vollständige Gegenwart des göttlichen Geistes an.

Bitten Sie an diesem Punkt einfach den göttlichen Geist, einen persönlichen Strom für Sie zu aktivieren. (Wenn Sie mit jemand anderem arbeiten, bitten Sie für die andere Person.) Bitten Sie auch darum, dass sich der persönliche Strom ganz in Einklang mit Ihrem Körper, Ihrer Seele und Ihrem denkenden Geist befindet und dass er sich gut in Ihren Alltag integriert. Sie sollten auch wissen, dass sich der Strom langsam oder schnell anpassen kann, Sie aber während des gesamten Prozesses sicher sind. Danken Sie dem göttlichen Geist dafür, dass er Ihnen diesen persönlichen Strom schenkt.

Viele Leute fragen mich: »Woher weiß ich eigentlich, ob ich einen universellen oder einen persönlichen Heilstrom nutzen sollte?« Sie können beide nutzen. Ich wähle die persönlichen Ströme, wenn ein Problem chronisch geworden ist und langfristige Beschwerden hervorgerufen hat, wenn der betroffene Mensch (oder Sie selbst) eine große Veränderung durchmacht oder wenn er (oder Sie) so etwas sagt wie: »Ich habe mein ganzes Leben lang etwas vermisst.« Der Hauptgrund, warum ich nur eine begrenzte Anzahl von persönlichen Strömen einschalte, ist, dass sie ziemlich mächtig sind und es eine Weile dauern kann, sie in den Alltag zu integrieren. Die universellen Ströme hingegen stehen für jedermann und alles Mögliche zur Verfügung.

Ergänzung: Kinder im Umgang mit Heilenden Strömen der Gnade unterrichten

Wie kann man Kindern beibringen, um Heilende Ströme der Gnade zu bitten? Ich habe das Kindern aller Altersstufen beigebracht und weiß also, wie Sie dieses Ziel erreichen können.

Zunächst empfehle ich, den Begriff »Heilende Ströme der Gnade« abzukürzen. Er ist einfach zu lang und zu sperrig für die meisten Kinder. Ich verwende stattdessen Bezeichnungen wie »Ströme« oder »Licht«. Dann male ich ein Bild von diesen Strömen, die wie Strahlen aus der Sonne kommen, und erkläre den Kindern, dass sie immer verfügbar sind, um ihnen zu helfen oder sie zu heilen. Wenn ein Kind offen für Engel ist, sage ich vielleicht, dass dieses Licht – oder diese Ströme – von den Engeln zu ihnen gebracht werden. Sie können auch einen anderen Helfer wählen, je nach der religiösen Überzeugung des Kindes beispielsweise Christus oder Allah.

Dann sage ich dem Kind, dass es, was auch immer geschieht, seine Engel, Gott, das Universum etc. bitten kann, ihm dasjenige Licht oder diejenigen Ströme zu bringen, das oder die es braucht, um seine persönliche Not zu lindern. Und normalerweise biete ich dem Kind an, den Umgang mit den Strömen mit ihm einzuüben, bevor ich es diese Übung allein machen lasse.

Es gibt ein paar Gründe, mit einem Kind zu üben, bevor man es ihm selbst überlässt, die Ströme der Gnade einzusetzen. Ich möchte den Kindern vor allem helfen herauszufinden, woran sie merken, dass die Ströme aktiv sind. Wie Erwachsene sind auch Kinder vorwiegend körperlich oder geistig kinästhetisch, visuell oder verbal veranlagt. Ich sage ihnen lieber, dass dies die Art und Weise ist, wie sie »Dinge wissen«, statt ihnen eine Definition von Intuition zu geben. Dann lasse ich das betreffende Kind ein Bedürfnis oder Anliegen wählen und frage es, ob es den Strom fühlt oder spürt; hört, wie er klingt; oder seine Farbe oder Form sieht. Danach ist es bereit, seine unsichtbaren Helfer um einen Strom zu bitten, wann immer es einen braucht.

Ich versuche nicht, Kindern beizubringen, Geist-zu-Geist durchzuführen, bevor sie um die heilenden Ströme bitten. Zu viele Schritte verwirren sie nur. Auch mache ich mir keine Gedanken darüber, ob sie einen universellen oder persönlichen Strom anfordern. Ich gehe einfach davon aus, dass der göttliche Geist ihnen bereitstellt, was immer von ihnen gebraucht wird.

Die andere Vorstellung, die ich Kindern gern nahebringe, ist, dass sie für jemand anderen einen Strom oder ein Licht anfordern können. Kinder kann es beunruhigen, wenn andere aufgebracht sind. Ein wütender oder verängstigter Elternteil kann ihre Welt ins Wanken bringen. Andere unglücklich zu sehen, kann sie selbst unglücklich machen. Auch neigen die meisten Kinder, mit denen ich gearbeitet habe, dazu, die Energien anderer zu absorbieren. Es ist aber viel gesünder, heilende Ströme auszusenden, als die Negativität oder die Sorgen des Gegenübers in sich aufzunehmen. Allerdings sage ich den Kindern immer, dass letztlich Gott/Allah/die Engel die Ströme aussenden und das Kind selbst gar nichts zu tun brauche. Ich sage ihnen außerdem, dass die Helfer am besten wissen, wie man der anderen Person helfen kann. Das ist nicht Sache des Kindes.

Zusammenfassung

Heilende Ströme der Gnade sind Emanationen des göttlichen Geistes, die uns zur Verfügung gestellt werden, um eine Situation zu verbessern. Man ruft sie herbei oder bittet darum, indem man Geist-zu-Geist durchführt und eine Absicht formuliert, wenn man ein entsprechendes Ziel hat. Dann liefert der göttliche Geist die benötigten Ströme der Gnade.

Von diesen Strömen gibt es zwei Arten. Die universellen Ströme können für jede beliebige Situation und jede Art von Wesen angefordert werden. Sie bleiben bestehen, bis sie nicht mehr gebraucht werden, und verwandeln sich automatisch, wenn sich die Situation verbessert. Wenn sie nicht mehr nötig sind, lösen sie sich einfach auf. Persönliche Ströme der Gnade stellen eine direkte Verbindung zwischen dem göttlichen Geist und dem Geist eines Individuums her und fördern die einzigartigen Eigenschaften dieses Wesens.

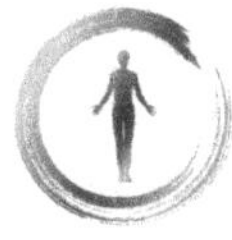

Kapitel 5

Transformation durch die Elemente

Die Elemente sind seit Jahrtausenden Teil sowohl der östlichen Heilkunst als auch indigener Heilmethoden. Beispielsweise gibt es in der traditionellen chinesischen Medizin (TCM) fünf Elemente, die als Aspekte des Chi oder der Lebensenergie verstanden werden. Alles in dieser Welt besteht aus diesen Elementen, und in jedem Element spiegeln sich bestimmte Eigenschaften und Merkmale wider. Auch ist jedes Element mit einer bestimmten Emotion, einer Jahreszeit, einem Kanal für feinstoffliche Energie und einer Reihe von Gefühlsregungen verbunden.

In der tibetischen Medizin gibt es ebenfalls ein Fünf-Elemente-System, dessen Elemente sich allerdings geringfügig von denen der TCM unterscheiden. Der nordamerkanische Stamm der Lakota hingegen kennt vier Elemente, genau wie die alten Maya. Viele der nord- und südamerikanischen Stammesvölker bringen die Elemente mit den Himmelsrichtungen sowie mit bestimmten Tieren und höheren Wesen in Verbindung.

Die Kelten glaubten, dass Pflanzen, Bäume, Steine und Sterne von Elementen gebildet werden und dass bestimmte Entitäten für diese Elemente zuständig sind – beispielsweise bestimmte Devas oder Feenwesen für die Elemente, die mit Tulpen in Verbindung gebracht wurden, und andere für die Überwachung der mit den Eichen verbundenen. Die Verbindung zwischen Elementen und solchen Wesen ist aber nicht nur aus dieser Kultur bekannt. In vielen Kulturen, von den alten Babyloniern bis zu afrikanischen Stammesgesellschaften, wurden die Elemente als Götter verehrt oder bestimmte Geister mit den Elementen in Verbindung gebracht.

Welchen Kontinent wir auch besuchen, eine Grundannahme können wir von überallher mitbringen, nämlich dass die Welt aus Elementen oder natürlichen Bestandteilen besteht, die das Wesen einer Sache, einer Person, einer Situation oder einer Handlung bestimmen. Und auch, dass bestimmte Entitäten diese Elemente steuern und für einen sicheren und ethisch korrekten Einsatz der elementaren Kräfte sorgen.

Beim intuitiven Heilen arbeite ich ständig mit den Elementen. Ich setze mein Wissen über die Elemente, genauer gesagt über die feinstofflichen Elemente, ein, um die Ursache von Problemen, den Zustand von psychischen und energetischen Grenzen, das Wesen der Persönlichkeit eines Menschen und die tiefer liegenden Gründe für gedanklichen und emotionalen Stress besser einschätzen zu können. Ich stütze mich auch auf meine Erfahrung mit den Elementen, um Heilungsprozesse zu unterstützen und Manifestationen zu fördern. Alles in allem habe ich festgestellt, dass die Elemente fast jedes Lebensthema beeinflussen, und zwar physisch, psychisch und spirituell. Nachdem ich mich in Ländern auf der ganzen Welt eingehend mit den Elementen beschäftigt hatte, habe ich meine eigene erweiterte Liste aufgestellt und meine eigene Beschreibung der Elemente entwickelt. In meinem System sind es insgesamt elf.

In diesem Kapitel mache ich Sie mit diesen elf Elementen vertraut und erläutere, was jedes einzelne leisten kann. Ich stelle Ihnen auch vier Übungen vor, die Ihnen helfen sollen, Ihr Wissen über die Elemente praktisch anzuwenden. In diesen Übungen geht es der Reihe nach um Erdung und Schutz, Heilung und Manifestation. In der letzten Übung lernen Sie, wie Sie eine Verbindung zu Elementarwesen herstellen können. Außerdem kann die erste Übung »Erdung und Schutz durch die Elemente« vor oder zusammen mit Geist-zu-Geist eingesetzt werden, um Sie in Ihrem Körper zu verankern und auf eine meditative oder heilende Arbeit vorzubereiten.

Doch zunächst wollen wir uns mit den drei Ebenen des Wissens befassen, das erforderlich ist, um die Weisheit der Elemente wirklich voll und ganz nutzen zu können. Diese Informationen bereiten Sie auf die Übungen vor, die jeweils mit Geist-zu-Geist beginnen, der Technik, die im dritten Kapitel beschrieben wurde. In vielen der Elemente-Übungen kommen auch die Heilenden Ströme der Gnade zum Einsatz, von denen das vierte Kapitel handelt. Wie oft Sie sich auch entschließen, das in diesem Kapitel Gesagte für sich persönlich oder beruflich anzuwenden, Sie sollten wissen, dass die Elemente immer da – und ein Teil von Ihnen – sind.

Die drei Ebenen der Interaktion mit den Elementen

Sie können die Elemente aus drei Blickwinkeln betrachten. So erwerben Sie Wissen, das Ihnen ein Verständnis für die Schönheit und Komplexität der Elemente gibt und das Sie auch umsetzen können. Auf den drei Ebenen geht es darum, die Elemente als physikalische Energien, als feinstoffliche Energien und als Energien zu verstehen, die eine Beziehung zu Elementarwesen haben. Betrachten wir die Elemente aus diesen drei Blickwinkeln.

Elemente als physische Energien

Jedes Element ist ein physischer Bestandteil der natürlichen Welt. Sie können ein Element sehen, berühren, fühlen oder seine reale Existenz sonst wie beweisen. Die Elemente, mit denen ich arbeite, sind Erde, Holz, Luft, Metall, Feuer, Wasser, Stein, Licht, Klang, Äther und Stern (bestehend aus Feuer und Äther).

Diese Liste enthält alle Elemente, über die ich auf meinen verschiedenen Erkundungsreisen um die ganze Welt viel gelernt habe. Außerdem habe ich zwei Elemente hinzugefügt, die ich exklusiv erforscht habe, nämlich Licht und Klang. Die meisten Menschen würden Licht und Klang zwar keine elementaren Eigenschaften zuschreiben, aber ich bin davon überzeugt, dass sie zu den Elementen gehören. Alles, was wir in der physischen Wirklichkeit wahrnehmen, besteht aus elektromagnetischer Strahlung, die Licht ist, und mechanischer Energie, die Klang ist. Wie können wir physische Materie analysieren oder neu arrangieren, wenn wir diese beiden Energien nicht berücksichtigen?

Sie werden entdecken, dass die meisten natürlich klingenden Elemente wie Holz, Feuer, Luft, Erde, Wasser und Metall in den Elementlisten vieler Kulturen auftauchen. Nicht so häufig wird »Äther« genannt. Äther heißt auf Sanskrit *akasha* und gilt dort als das erste Element. Es wird auch »Raum« genannt, unter anderem in Indien und Tibet, und gilt als die Essenz der Leere. In vielen alten Kulturen glaubte man, dass der Äther alle anderen Elemente geboren hat.

Äther erscheint auch in vielen westlichen Darstellungen der Elemente, besonders in den Schriften mittelalterlicher Wissenschaftler. Manchmal wurde dieses Element als »Äther« bezeichnet, bisweilen aber auch als »Quintessenz«. Grundsätzlich wurde es als fünftes Element oder als Element jenseits aller anderen betrachtet. Vereinfacht ausgedrückt, sind die »normalen« Elemente messbar, der Äther nicht. Weil er für gewöhnlich mit der himmlischen Energie oder Weisheit verglichen wird, betrachte ich ihn als identisch mit dem Bewusstsein.

Meines Wissens bin ich die einzige Autorin, die ein Element namens »Stern« beschrieben hat. Ich definiere das Element Stern als Kombination aus Feuer und Äther. Wie Sie in diesem Kapitel herausfinden werden, ist Feuer die Energie der Kraft, der Leidenschaft, der Vitalität und der Zündung. Äther ist Bewusstsein. Das Element Stern ist demnach »gezündetes Bewusstsein« oder Bewusstsein, das Transformation und Veränderung initiiert. Seit fast zwanzig Jahren ist die Sternenergie ein Teil meiner Arbeit. Hunderte von Klienten haben bereits davon profitiert, besonders Menschen, die das Gefühl haben, mit anderen Planeten- oder Sternsystemen verbunden zu sein.

Was meine ich damit? Ich habe Hunderte, wenn nicht Tausende von Menschen kennengelernt, die behaupten, dass ihre Seele früher auf anderen Planeten wohnte und sich erst vor relativ kurzer Zeit auf der Erde verkörpert hat. Wieder andere behaupten, dass sich ihre irdischen Vorfahren auf der Erde angesiedelt haben, nachdem sie von den Sternen hierhergereist waren. Ich halte diese Aussagen keineswegs für unglaubwürdig. Dutzende von Kulturen sind davon überzeugt, dass ihre Vorfahren von den Sternen kamen, etwa von Konstellationen wie Orion und Andromeda, von Sternen wie dem Sirius und von Planetensystemen wie den Plejaden. Auf einer meiner ersten Forschungsreisen zu Schamanen in Peru träumte ich von einer Erfahrung, die ich in einem früheren Leben auf dem »Blauen Planeten« gemacht hatte. Ich erzählte von dem Traum, und die Schamanen nickten wissend. Wenn ein Klient einmal mit einem anderen Planeten oder einem Sternbild in Verbindung war, setze ich das Element Stern ein und helfe ihm so, diese Verbindung wiederaufzunehmen. Häufig brauchen die Seelen solcher Klienten einen Strom dieser jenseitigen Energie, um sich erfüllt und genährt zu fühlen. Beispielsweise hatte ich einen Klienten, der unter mehreren Krankheiten litt, die alle verschwanden, nachdem er die Verbindung zu seinem »Heimatplaneten« wiederaufgenommen hatte. Er sagte, er habe sich sein ganzes Leben lang »nach dieser Energie gesehnt«. Später berichtete er, Wesen von diesem Planeten hätten sich positiv in seinem Leben bemerkbar gemacht und sowohl seine Beziehungen als auch seinen beruflichen Erfolg erheblich verbessert.

Näheres zu den einzelnen Elementen entnehmen Sie dem Abschnitt »Die Besonderheiten der einzelnen Elemente« später in diesem Kapitel.

Es ist zwar beruhigend, die Elemente physikalisch zu beschreiben, aber ich arbeite hauptsächlich auf einer feinstofflichen Basis mit ihnen. Was ich damit meine, erkläre ich nun.

Elemente als feinstoffliche Energien

In der indischen Tradition sind die fünf Elemente in kleine und noch kleinere Teile unterteilt. Dieses Konzept ist auch aus anderen Kulturen bekannt. Meiner Ansicht nach zeigt es, dass alle physischen oder offensichtlichen Elemente aus feinstofflichen Elementen zusammengesetzt sind, »Miniversionen« der eher materiellen Bestandteile des Universums.

Wichtig ist dies, weil es in der Energiearbeit einfacher ist, mit feinstofflichen Elementen umzugehen als mit physischen. Natürlich könnten Sie Ihre Füße in Wasser halten, um mehr vom Wasserelement in Ihre unteren Chakras zu ziehen. Es würde allerdings ewig dauern, diese Aufgabe zu vollenden. Da ist es sehr viel effektiver, mit den feinstofflichen Elementen zu operieren. Sie können sich mit ihnen verbinden, wo immer Sie gerade sind, sogar während einer geschäftlichen Besprechung. Sie können sie einatmen, Ihren denkenden Geist in ihnen baden und sich vorstellen, dass Sie sie in Ihre Haut einmassieren.

Diese Beispiele mögen banal klingen, aber wenn Sie die physischen Elemente mit Ihrem Körper, Ihrem Geist und Ihrer Seele nicht richtig verarbeiten können, liegt das daran, dass die feinstofflichen Elemente nicht im Gleichgewicht sind. Ich habe festgestellt, dass sich bei Menschen, die ihre feinstofflichen Elemente ins Gleichgewicht bringen – etwa indem sie weitere Elemente hinzufügen oder gestaute Elemente loslassen –, die Beziehung zu den physischen Elementen verändert. Mit anderen Worten, ich helfe Klienten, sich von bestimmten Zuständen zu erholen oder ihre Wünsche zu manifestieren, indem ich zunächst auf die benötigten feinstofflichen Elemente zugreife und die gestauten feinstofflichen Elemente freisetze, bevor ich mich dem zuwende, was im »wirklichen Leben« zu tun ist.

Ich stelle beispielsweise fest, dass viele Amerikaner an einer Schwäche der Nebennieren und an einem Nährstoffmangel leiden. Die Nebennieren sind mit dem limbischen System verbunden, das auf Stress reagiert, indem es uns sagt, dass wir »fliehen, erstarren oder kämpfen« sollen. Wenn wir überarbeitet sind, schwächeln unsere Nebennieren. Wir haben plötzlich Lust auf Nahrungsmittel, die eine »schnelle Lösung« bieten. Sie wissen, was ich meine: Brötchen, Brot, Schokoriegel, dieses ganze Zeug, das unser System noch weiter abstürzen lässt und Candida albicans begünstigt, eine Hefepilzinfektion. Die Candida-Pilze sind heimtückische Kreaturen. Sie berauben uns lebenswichtiger Vitamine und Mineralien und bewirken, dass wir unterernährt sind, weil uns dadurch wichtige Nährstoffe fehlen.

Vielleicht rät Ihnen ein Arzt oder Heilpraktiker, sich besser zu ernähern und mehr Wasser zu trinken. Aber es könnte sein, dass Ihr System schon zu stark aus dem Gleichgewicht geraten ist, als dass diese einfachen Maßnahmen überhaupt greifen können. Meiner Ansicht nach müssen zuerst einmal die feinstofflichen Elemente wieder ins Gleichgewicht gebracht werden. Erst wenn das erreicht ist, zeigen physische Maßnahmen Wirkung. Beispielsweise bitte ich einen Klienten, sich den reinigenden Fluss feinstofflichen Wassers durch seinen Körper vorzustellen. Dies drängt die Entzündung der Nebennieren zurück und wäscht auch die Candida-Infektion fort. Dann lasse ich ihn etwa mehr Stein-Energie in sein System ziehen. Stein ist die Grundlage aller Mineralien. Dann fache ich nach und nach das feinstoffliche Feuer in den Nebennieren an und verstärke so den Fluss der Lebensenergie. Immer wieder habe ich festgestellt, dass physische Lösungen greifen können, sobald der oder die Betreffende Veränderungen bei den feinstofflichen Elementen angestoßen hat.

Manchmal weiß ich nicht genau, was ich tun muss, um mir oder einem Klienten durch den Einsatz der Elemente zu helfen. Es gibt jedoch eine Abkürzung bei der Arbeit mit den Elementen. Sie heißt »in Kontakt mit den Elementen treten«. Ich erläutere gleich, was ich damit meine.

Die Existenz von Elementarwesen

Mit jedem Element stehen zahlreiche unsichtbare Wesen in Verbindung. Man könnte sie als Devas bezeichnen, ein Name, den ich zu Beginn dieses Kapitels erwähnt habe. Ich verwende aber lieber den Begriff »Elementarwesen«.

Ganz allgemein kann man sagen, dass jede Gruppe von feinstofflichen (und physischen) Elementen einer Gruppe von Entitäten zugeordnet ist. Ein Feuerelementarwesen ist Experte für Feuer. Ein Wasserelementarwesen kann Sie in seinem Spezialgebiet beraten, und so weiter.

Ich setze meine Intuition ein, wenn ich mich aus ganz unterschiedlichen Gründen an die Elementarwesen wende. Manchmal weiß ich nicht, welches Element ich für mich arbeiten lassen will, und kontaktiere das gesamte Elementarreich. In der Regel taucht dann ein Sprecher der Elementgruppe auf, mit der ich arbeiten muss, und sagt mir, was zu tun ist. Manchmal weiß ich nicht, wie viel von einem Element gebraucht wird und wie lange. Elementarwesen informieren mich dann darüber, wie ich die mit ihnen verbundenen Elemente nutzen und zum Heilen und Manifestieren einsetzen kann. Diese Naturwesen können uns bei der Bewältigung fast jeder Aufgabe helfen. Deshalb werde ich als Nächstes die Besonderheiten der einzelnen Elemente erläutern.

Die Besonderheiten der einzelnen Elemente

Jedes Element und mit ihm jedes Elementarwesen hat charakteristische Besonderheiten. Im Folgenden finden Sie eine Übersicht über die einzelnen Elemente, ihre wichtigen Eigenschaften, die Elementarwesen, ihre schützenden und heilenden Fähigkeiten sowie ihre Manifestierungskompetenz. Die Beschreibung der Elementarwesen basiert auf meiner persönlichen Erfahrung. Ich ermuntere Sie, eine eigene Beziehung zu den Elementen und ihren Helfern aufzubauen. In den nachstehenden Übungen können Sie auf die folgenden Informationen zurückgreifen.

Das Element Erde

Wichtige Eigenschaften: Grundlage, Geborgenheit und Geerdetsein. Zu den weiteren Eigenschaften zählen Verantwortung, Stabilität, Beständigkeit, Festigkeit, Gesetztheit, Zuverlässigkeit, Fülle und die Fähigkeit, zu bauen und zu stützen.

Elementarwesen: Erdelementale sind in der Regel braun oder haben eine andere Erdfarbe. Sie sind substanziell, dick und schwerfällig sowie oft in fest in eine Gemeinschaft eingebunden, wie zusammengeklebt.

Schützende Fähigkeiten: Das Erdelement kann starke Festungen um alles und jeden errichten. Es füllt leere Räume und kann Verletzlichkeiten verringern.

Heilende Fähigkeiten: Dieses Element ist perfekt, um Gewebe zusammenzufügen und als Bindemittel zu fungieren. Es bietet Stabilität und Festigkeit. Erdenergien, die an einem Punkt stecken geblieben sind, wo sie einen Stau und eine Blockade hervorrufen, müssen freigesetzt werden. Beispiele dafür sind Tumore oder bedrückende Emotionen.

Manifestierungskompetenz: Das Erdelement ist ideal, um alle materiellen Güter zu manifestieren, etwa Geld, ein Zuhause und dessen Ausstattung, berufliche Aufstiegsmöglichkeiten, Nahrung und was immer materielle Bedürfnisse befriedigt.

Das Element Holz

Wichtige Eigenschaften: Wiedergeburt, Vision, Bestimmung. Zu den weiteren Eigenschaften zählen Freude, Schwung, Freundschaft, Kraft, Strategie, wahre Gefühle und Potenz.

Elementarwesen: Holzelementale sind in der Regel erdfarben und vor allem grün. Sie nehmen jede Form an, die sie annehmen müssen, wenn sie eine Veränderung unterstützen sollen.

Schützende Fähigkeiten: Das Holzelement bildet rechteckige Formen um das Verletzliche und bietet Stabilität. Es hält neue Pläne auf Kurs, bis sie vollständig entwickelt sind. Holz ist ein Element, das sich perfekt in die Aura von Kindern einfügt, weil es Flexibilität und Freude und auch Reifung ermöglicht.

Heilende Fähigkeiten: Das feinstoffliche Holzelement steigert, was immer Sie suchen, um sich weiterzuentwickeln oder stärker zu werden. Holz kann alles stärken und erhalten, vom sich entwickelnden Charakter eines Teenagers bis zur Neubildung von Haut. Es garantiert Flexibilität und Anpassungsfähigkeit.

Manifestierungskompetenz: Das Element Holz ermöglicht im Idealfall den Beginn und das erste Wachstum neuer Projekte. Wenden Sie sich an das Element Holz, wenn Sie etwas Neues beginnen oder auf der Suche nach einer innovativen Idee sind.

Das Element Luft

Wichtige Eigenschaften: Ideen, Einstellungen, Verbreitung von Informationen. Weitere Eigenschaften sind Freiheit, Vertrauen, Freude, Klarheit, Lügen und Ehrlichkeit.

Elementarwesen: Luftelementale sind oft gelb, himmelblau oder haben eine andere helle Farbe. Sie sind schnell, zudringlich und schwer zu sehen. Sie tauchen von einem Augenblick zum anderen in der Existenz auf und wieder aus ihr ab oder flitzen schnell von einer Wirklichkeit zur anderen.

Schützende Fähigkeiten: Wie der Wind kann das Element Luft alles wegblasen, von falschen Vorstellungen bis zu negativen Entitäten. Es kann eine schädliche Vorstellung oder ein gefährliches Wesen in einem Wirbelsturm einfangen oder entsprechende Ablenkungen erzeugen.

Heilende Fähigkeiten: Das Luftelement kann korrekte oder dysfunktionale Überzeugungen enthalten. Es kann eingesetzt werden, um fehlgeleitete Überzeugungen in hilfreiche zu verwandeln.

Manifestierungskompetenz: Die Macht des positiven Glaubens kann fast jede Art von Chance oder Situation anziehen. Das Element Luft kann das Wissen, die Informationen, die Daten und Anweisungen in sich tragen, die nötig sind, um einen Wunsch Wirklichkeit werden zu lassen.

Das Element Metall

Wichtige Eigenschaften: Schutz, Übermittlung, Selbstachtung, Spiritualität. Weitere Stichworte sind Grenzen, Ausgeglichenheit, Leistungsfähigkeit, Trauer, Unsicherheit, Stärke, Entschlossenheit, Zielgerichtetheit, Konzentration und Gradlinigkeit.

Elementarwesen: Metallelementale sind meist silberfarben, weiß oder grau. Oft haben sie eine geometrische

Form. Im Verbund sehen sie aus wie eine von einer Beschichtung oder einem Schimmer überzogene Form.

Schützende Fähigkeiten: Feinstoffliches Metall schützt alles, was es umgibt, vom Organ bis zur Aura. Es lenkt Negativität ab und ist empfänglich für die Wahrheit.

Heilende Fähigkeiten: Wie Holz setze ich Metall ein, um alle zarten Gewebe und neu auftauchenden Persönlichkeitsmerkmale sowie neue Entscheidungen oder Projekte einzuhüllen und zu schützen. Metall ist aber noch stärker als Holz, denn es kann sogar Entitäten und negative Energien fernhalten und verhindern, dass jemand in alte Verhaltensmuster oder Süchte zurückfällt. Metall kann auch eine Grenze zwischen mehreren Menschen oder einer Einzelperson und einer Entität bilden. Schwere Metallvergiftungen treten oft in Körperzonen auf, die einen Schutz gebraucht hätten, der ihnen verwehrt wurde. Wenn Sie beispielsweise von Ihrem Vater körperlich misshandelt und in die Magengegend geschlagen wurden, die mit dem dritten Chakra in Verbindung steht, können sich rund um die Organe in diesem Bereich physische Schwermetalle anlagern, die für einen verstärkten Schutz sorgen sollen. Indem Sie das physische Metall durch feinstoffliches Metall ersetzen, können Sie die Schwermetalle samt daran anhaftender Mikroben, Viren, Hefepilze und Bakterien und auch die mit dem Problem in Verbindung stehende Trauer ausleiten.

Manifestierungskompetenz: Ideal für das Manifestieren von Situationen, die Selbstachtung und Würde fördern und viel Ausdauer erfordern.

Das Element Feuer

Wichtige Eigenschaften: Leidenschaft, Kraft und Lebhaftigkeit. Zu den weiteren Eigenschaften zählen Enthusiasmus, Begeisterung, Produktivität, Entschlackung, Wut, Lust, Angst, Reinigung, Zerstörung, Glück und Stärke.

Elementarwesen: In der Regel bilden kleine, schnelle und »funkenartige« Feuerelementale Säulen wie aus Flammen oder Rauch. Diese Säulen können jede beliebige Flammenfarbe haben, aber meistens sind sie rot.

Schützende Fähigkeiten: Feuer ist beängstigend. Es ist bedrohlich. Feuerenergie zerstört, was sie umgibt. Wenn das Element Feuer in die Aura eingefügt wird, brennt es Mikroben weg und schreckt beängstigende Menschen ab.

Heilende Fähigkeiten: Feuer reinigt und läutert. Es brennt Mikroben, Toxine, dysfunktionale Überzeugungen, Schnüre und andere Anhaftungen weg. Doch seien Sie vorsichtig, denn Feuer kann auch bereits schwelende physische Probleme oder Emotionen auflodern lassen. Ursache für manche Entzündungen ist ein Zuviel an

Feuer, bei anderen wiederum ist nicht genug Feuer vorhanden. Informieren Sie sich über den Zustand von Entzündungen, bevor Sie Feuer hinzufügen oder reduzieren. (Ich mache dies normalerweise, indem ich mit dem Feuerelement spreche. Später in diesem Kapitel werde ich Ihnen zeigen, wie das geht.)

Manifestierungskompetenz: Das Element Feuer facht Leidenschaften weiter an und verstärkt sowohl ein gesundes als auch ein ungesundes Verlangen.

Das Element Wasser

Wichtige Eigenschaften: Bewegung, Kreativität, Emotionen und Intuition. Weitere Stichworte sind Träumen, Traurigkeit, Verzweiflung, Reinigung, Anpassungsfähigkeit, Empfänglichkeit, Familie, Flexibilität, Verständnis, Reisen und Demut.

Elementarwesen: Wasserelementale sind in der Regel mobil und beweglich. Oft sind sie blau oder schwarz. Im Verbund können sie Energieflüsse bilden, die sich durch, um und in jedes Material bewegen und auch zwischen Dimensionen und Reichen fließen können.

Schützende Fähigkeiten: Das Wasserelement bietet psychische und emotionale Sicherheit und kann intuitive Informationen zurückweisen, die für den eigenen höheren Geist nicht relevant sind.

Heilende Fähigkeiten: Feinstoffliches Wasser ist auf die Lösung psychischer, emotionaler und intuitiver Probleme spezialisiert. Es kann reinigen, klären, waschen und auffrischen.

Manifestierungskompetenz: Dieses Element kann intuitive Botschaften anziehen und die Manifestation kreativer Wünsche möglich machen.

Das Element Stein

Wichtige Eigenschaften: Verankerung, Geschichtsbewahrung und Konservierung. Hinzu kommt die Fähigkeit, Informationen zeitübergreifend zu empfangen, zu bewahren und zu senden.

Elementarwesen: Steinelementale können viele Formen annehmen. Steine reichen von Flusskieseln bis zu Edelsteinen, und die Elementale sehen aus wie die Steine, mit denen sie in Verbindung stehen.

Schützende Fähigkeiten: Die schützenden Fähigkeiten des feinstofflichen Steinelements unterscheiden sich je nach Stein, können aber ganz allgemein die Eigenschaften eines bestimmten Steins absorbieren und auf sich selbst oder andere projizieren.

Heilende Fähigkeiten: Auch die heilenden Fähigkeiten unterscheiden sich je nach Stein. In der Regel tragen

Steine die Geschichte ihrer Herkunft in sich und liefern Daten aus den entsprechenden alten Umfeldern, seien sie von diesem Planeten oder einem anderen.

Manifestierungskompetenz: Auch sie ist je nach Stein unterschiedlich. Die meisten Steine enthalten die Geschichte ihres Ursprungsortes und erzählen uns, wie man auf Basis dieser Daten etwas manifestiert.

Das Element Licht

Wichtige Eigenschaften: Erleuchtung, Inspiration, Austausch von Liebe

Elementarwesen: Lichtelementale unterscheiden sich je nach Art, Quelle und Farbe des Lichts.

Schützende Fähigkeiten: wie oben, bringt aber immer nur das Liebevollste hervor

Heilende Fähigkeiten: wie oben

Manifestierungskompetenz: wie oben

Das Element Klang

Wichtige Eigenschaften: Ermächtigung und Veränderung

Elementarwesen: Klangelementale sehen aus wie Schallwellen oder Schallschwingungen.

Schützende Fähigkeiten: Unterscheiden sich je nach Art, Quelle und Intensität des Klangs. Dieses Element forciert immer eine Veränderung.

Heilende Fähigkeiten: wie oben

Manifestierungskompetenz: wie oben

Das Element Äther

Wichtige Eigenschaften: Bewusstsein, Weisheit und Transformation. Andere Stichworte sind Zeitlosigkeit, Alchemie, Magie und Göttlichkeit.

Elementarwesen: Ätherelementale können durchsichtig oder undurchsichtig sein, weiß, schwarz, silbern oder lila. Sie sind entweder nebelartig oder kristallförmig.

Schützende Fähigkeiten: Äther ist formlos, und der Schutz, den er bietet, basiert auf höheren Wahrheiten und Weisheit.

Heilende Fähigkeiten: Wenn er hoch dosiert verabreicht wird und wenn man an seine Wirkung glaubt, bringt Äther den Willen des göttlichen Geistes auf alle Ebenen einer Situation.

Manifestierungskompetenz: wie oben

Das Element Stern

Wichtige Eigenschaften: Zündet das Bewusstsein. Brennt das Böse weg und wirft ein sehr helles Licht auf höhere Wahrheiten und spirituelle Gesetze. Verbindet sich zu diesem Zweck mit interplanetaren und himmlischen Gebilden.

Elementarwesen: Sternelementale sind je nach Typ und Ursprung sehr unterschiedlich.

Schützende Fähigkeiten: Sternenergie ist ein mächtiger Beschützer. Sie vernichtet Lügen und stellt Wahrheiten deutlicher heraus.

Heilende Fähigkeiten: Sternenergie dringt buchstäblich zum Kern eines Problems vor und klärt es. Dann macht sie deutlich, welche Wahrheit angenommen werden muss.

Manifestierungskompetenz: Dieses Element zwingt die Wünschenden, sich darüber im Klaren zu sein, was sie wirklich wollen, und dann ein Feuer zu entzünden, um diesen Wunsch umzusetzen.

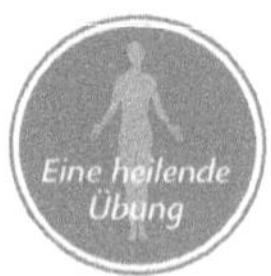

Erdung und Schutz durch die Elemente

Der Zugriff auf die feinstofflichen Elemente ist der Schlüssel, um sowohl in der Realität geerdet und verankert als auch energetisch geschützt zu sein. Grundsätzlich müssen wir nur die richtigen feinstofflichen Elemente in unseren Körper ziehen, um stark und in Sicherheit zu sein.

Diese Übung können Sie immer dann machen, wenn Sie einen positiven Schub brauchen, erschöpft sind oder spüren, dass Sie körperlich, seelisch oder geistig gefährdet sind. Sie stärkt auch Ihr Immunsystem und unterstützt Ihre Manifestationsprozesse. Hier die einzelnen Schritte:

Schritt 1: Geist-zu-Geist. Führen Sie Geist-zu-Geist durch, indem Sie Ihren Geist, die Geister anderer und den göttlichen Geist bestätigen, und entspannen Sie sich dann vollständig. (Manche machen lieber zuerst die ganze Übung und führen erst dann Geist-zu-Geist durch. Ich empfehle Ihnen, mit beiden Möglichkeiten zu experimentieren.)

Schritt 2: Konzentration auf die Füße. Unsere Füße verbinden uns mit unserem zehnten Chakra, das unter der Erdoberfläche liegt. Durch das zehnte Chakra ziehen wir feinstoffliche Elementenergien aus der Natur. Ich glaube, dass diese Energien dann in unser feinstoffliches Energiesystem übergehen und in physische Elemente verwandelt werden.

Das Spektrum der feinstofflichen Elemente, die Sie für Ihr eigenes Wohlergehen brauchen, unterscheidet sich von dem jedes anderen Menschen. Deshalb bitten Sie jetzt um Zugang zu den feinstofflichen Elementen, die Sie persönlich in Ihrem eigenen höchsten Interesse brauchen.

Konzentrieren Sie sich dazu auf Ihre Füße. Bitten Sie die heilenden Ströme der Gnade (siehe vorheriges Kapitel), durch Ihr zehntes Chakra in Ihre Füße zu fließen. Diese Ströme enthalten genau die Elemente, die Sie brauchen, und zwar in der richtigen Menge und im ausgewogenen Verhältnis.

Schritt 3: Auffüllen. Spüren Sie, wie die feinstofflichen Elemente Ihre Beine und die Wirbelsäule entlang nach oben steigen bis in den Kopf. Die feinstofflichen Elemente breiten sich in alle Richtungen aus, bis sie Ihre Chakras und Ihren Körper und schließlich Ihre Aura gefüllt haben. Während Ihre Aura ganz mit dieser ständig nachfließenden, schützenden Energie gesättigt wird, bilden die feinstofflichen Energien eine Schicht um das gesamte Feld und errichten so eine extrastarke Grenze.

Schritt 4: Annehmen. Erlauben Sie den feinstofflichen Elementen, alle Aspekte Ihres Wesens vollständig zu nähren. Seien Sie sich dessen bewusst, dass Sie diesen Strom der Elemente anzapfen können, wann immer Sie es brauchen, und dass die Heilenden Ströme der Gnade die Art und den Fluss der Elemente automatisch aktualisieren. Sie bekommen also immer genau das, was Sie brauchen.

Schritt 5: Abschließen. Bestätigen Sie Ihren eigenen Geist, die helfenden Geister und den göttlichen Geist, und kehren Sie in Ihren Alltag zurück, wenn Sie bereit dazu sind.

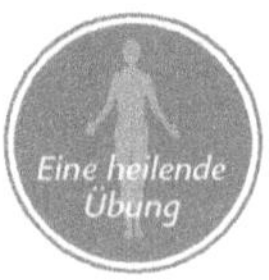

Heilen mit den Elementen

Diese Übung bietet eine kraftvolle Möglichkeit, auf feinstoffliche Elemente zuzugreifen, um ein Problem zu lösen, sei es körperlicher, seelischer oder geistiger Natur. Wählen Sie mithilfe der obigen Elementbeschreibungen diejenigen Elemente aus, die Sie brauchen.

Schritt 1: Geist-zu-Geist. Führen Sie mit Ihrem Heilziel vor Augen Geist-zu-Geist durch. Bestätigen Sie erst

Ihren eigenen Geist und dann die Geister anderer. Ergeben Sie sich dem Willen des göttlichen Geistes.

Sie können auch die oben beschriebene Übung »Erdung und Schutz durch die Elemente« machen, um sich vor oder nach der Durchführung von Geist-zu-Geist entsprechend auszurichten.

Schritt 2: Um intuitive Einsicht bitten. Bitten Sie den göttlichen Geist, Ihnen mitzuteilen, welches Ungleichgewicht im feinstofflichen Elementhaushalt ein Problem oder eine Dysfunktion verursachen könnte. Bitten Sie gegebenenfalls auch um Informationen darüber, wie sich dieses Ungleichgewicht auf Sie auswirkt.

Schritt 3: Elemente auswählen. Folgern Sie daraus, welche feinstofflichen Elemente freigegeben oder hinzugefügt werden müssen, um einen gesünderen Zustand herbeizuführen. Bitten Sie den göttlichen Geist, Ihnen zu sagen oder zu zeigen, warum diese Elemente wichtig sind.

Schritt 4: Heilung ermöglichen. Erlauben Sie dem göttlichen Geist, die feinstofflichen Elemente so zu verlagern, dass Ganzheit und Gesundheit entsteht, wo Krankheit oder Ungleichgewicht war. Seien Sie sich bewusst, dass Heilende Ströme der Gnade eingesetzt werden, um das Gleichgewicht der Elemente und die laufende Anpassung der Energien zu gewährleisten. Nehmen Sie die Veränderungen an, und fragen Sie, ob Sie irgendetwas tun müssen, um die Heilung aufrechtzuerhalten oder zusätzlich voranzubringen.

Schritt 5: Abschließen. Danken Sie dem göttlichen Geist, allen Helfergeistern und Ihrem eigenen Geist für alles, was Sie bereits bekommen haben, und für die fortlaufende Heilung.

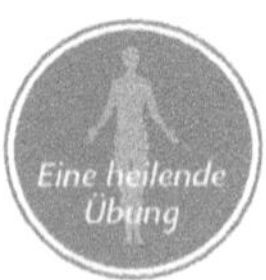

Manifestieren mit den Elementen

Möchten Sie eine großartige Chance in Ihr Leben holen? Eine bessere Arbeitsstelle, eine romantische Beziehung, ein Zeichen oder Omen oder spontane Freude? Die richtige Anordnung der Elemente macht es Ihnen möglich, eine Absicht zu formulieren und aufrechtzuerhalten, die Träume wahr werden lassen kann.

Machen Sie sich eines klar: Indem Sie Geist-zu-Geist einsetzen, um Ihre Absichtserklärung zu formulieren, bestätigen Sie, dass der göttliche Geist Ihren Traum in der bestmöglichen Weise fördern und unterstützen wird. Das bedeutet, dass nur verwirklicht wird, was mit Ihrem persönlichen Geist übereinstimmt und zudem das Wohlergehen aller Beteiligten fördert. Vielleicht geht Ihr Wunsch nicht in allen Details in Erfüllung, aber Sie werden das bekommen, was optimal ist. Möglicherweise können Sie den Zeitpunkt der Manifestation nicht bestimmen, aber es wird einer sein, mit dem allen Betroffenen gedient ist.

Schritt 1: Geist-zu-Geist. Nachdem Sie Geist-zu-Geist durchgeführt und dabei Ihren Geist, die Geister anderer und den göttlichen Geist bestätigt haben, können Sie auch die oben beschriebene Übung »Erdung und Schutz durch die Elemente« machen, um sich auf allen Ebenen entsprechend auszurichten. Bleiben Sie am Ende von Schritt 3 der Übung Geist-zu-Geist fest entschlossen, sich mit dem göttlichen Geist zu verbinden.

Schritt 2: Eine Absichtserklärung formulieren. Absichtserklärungen bestätigen Ihren Wunsch. Und sie helfen Ihrem Geist, die feinstofflichen und damit auch die physischen Elemente so anzupassen, dass Sie Ihrem Wunsch entsprechende Situationen, Menschen und Chancen anziehen können.

Formulieren Sie Ihre Absichtserklärung in einem einzigen Satz, der klar zum Ausdruck bringt, was Sie möchten oder bald haben werden. Beispiele:

»Ich schwelge in meiner neuen Tätigkeit, in der ich all meine Fähigkeiten in vollem Umfang einsetzen kann.«

»Ich genieße die romantische Beziehung, die ich mir immer gewünscht habe.«

»Ich bin jetzt offen für den Empfang von Zeichen, die mir helfen, eine Entscheidung hinsichtlich (hier den Wunsch einfügen) zu treffen.«

Nehmen Sie sich so viel Zeit wie nötig, um Ihre Absichtserklärung zu formulieren.

Schritt 3: Die Absicht verfestigen. Konzentrieren Sie sich ganz auf Ihr Herz. Atmen Sie tief ein und aus, und bestätigen Sie die Anwesenheit des göttlichen Geistes. Konzentrieren Sie sich auf Ihre Absicht. Wiederholen Sie sie still für sich oder auch laut. Bitten Sie die Heilenden Ströme der Gnade, Ihre Absicht mit genau den feinstofflichen Elementenergien zu durchtränken, die für eine Realisierung gebraucht werden.

Spüren Sie, wie die heilenden Ströme aus Ihrem Herzen durch Ihren Körper, Ihren Geist und Ihre Seele fließen. Dabei bringen sie die feinstofflichen Elemente ein, die gebraucht werden, um die Absicht in Ihrem Körper- und Energiesystem zu verankern. Seien Sie sich bewusst, dass die Heilenden Ströme der Gnade diese Elemente noch weiter anpassen werden.

Schritt 4: Abschließen. Danken Sie dem göttlichen Geist ebenso wie allen Geistern, die dazu beitragen, dass Ihr Traum wahr wird.

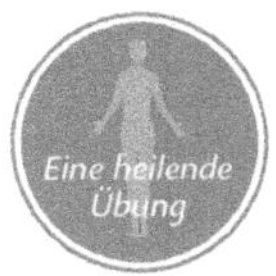

Verbindung mit den Elementarwesen aufnehmen

Elementarwesen sind hervorragende Informationsquellen. Die meisten brennen regelrecht darauf, uns mitzuteilen, wie wir das zu ihnen gehörige Element nutzen können, um laufend neue Einsichten zu gewinnen. Um Verbindung mit den Elementarwesen aufzunehmen, führen Sie zunächst Geist-zu-Geist durch. Finden Sie heraus, mit welcher Gemeinschaft von Elementalen Sie kommunizieren sollten, und formulieren Sie Ihr Anliegen.

Vielleicht spüren Sie die mit dem von Ihnen ausgewählten Element verbundenen Elementarwesen intuitiv. Oder Sie sehen oder hören sie. Bitten Sie darum, dass die Gemeinschaft einen Sprecher ernennt, mit dem Sie intuitiv kommunizieren können. Bitten Sie diesen Sprecher vorzutreten. Sehen Sie das entsprechende Wesen vor Ihren inneren Augen, oder spüren Sie es. Informieren Sie es über Ihre Situation, und bitten Sie es um einen konkreten Rat. Achten Sie darauf, dass Sie es um eine dauerhafte Unterstützung durch seine Gemeinschaft bitten. Am Ende der Unterhaltung bedanken Sie sich sowohl bei dem Elementarwesen und seiner Gruppe als auch beim göttlichen Geist. Dann können Sie in Ihren Alltag zurückkehren.

Im nächsten Kapitel erfahren Sie, wie Sie Geist-zu-Geist, Heilende Ströme der Gnade und die Elemente einsetzen können, um mühelos Veränderungen zu bewirken. Und das fast im Handumdrehen.

Zusammenfassung

Es gibt elf feinstoffliche Elemente, die jeweils mit entsprechenden Elementarwesen verbunden sind, nämlich Erde, Holz, Luft, Metall, Feuer, Wasser, Stein, Licht, Klang, Äther und Stern. Jedes feinstoffliche Element ist für eine Reihe von Bedürfnissen und physischen Elementen zuständig. Eine Unausgewogenheit der feinstofflichen Elemente kann sich in einem Ungleichgewicht auf der körperlichen, psychischen oder spirituellen Ebene äußern. Indem Sie bei der Arbeit mit den feinstofflichen Elementen Geist-zu-Geist und Heilende Ströme der Gnade einsetzen, verbessern Sie Ihre Chancen auf Heilung und Manifestation.

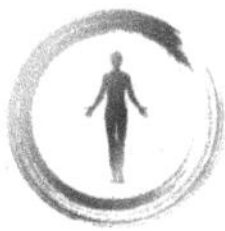

Kapitel 6

Der Zauberstab aus Licht. Licht mit einem Finger lenken

Der »Lichtstab« ist eine meiner Lieblingstechniken, und zwar aus zwei Gründen. Erstens bietet sie eine einfache Möglichkeit, die Heilenden Ströme der Gnade so zu lenken, dass sie einem selbst und anderen helfen können. Mit dieser Technik können die im vierten Kapitel vorgestellten heilenden Ströme Licht oder eine andere positive Energie so lenken, dass eine Veränderung stattfindet. Zweitens braucht man für diese Technik nur ein einfaches Werkzeug – einen Finger. Natürlich können Sie auch mehrere Finger einsetzen. Wie, werde ich Ihnen ebenfalls in diesem Kapitel zeigen. Dies ist wirklich eine Technik, die überall und für alles eingesetzt werden kann.

Nachdem ich die Grundprinzipien für diese Technik erklärt habe, zeige ich Ihnen mehrere Möglichkeiten, sie anzuwenden. Doch zuerst lernen Sie zwischen Ihrer empfangenden und Ihrer sendenden Hand zu unterscheiden. Die erste eigentliche Übung namens »Den Lichtstab auf ein Ziel richten« ist die grundlegende Version der

Lichtstab-Übungen. Hier lernen Sie, wie Sie durch Deuten mit dem Zeigefinger Veränderungen herbeiführen können.

In der nächsten Übung, »Die Elemente und der Lichtstab«, geht es darum, Elemente über die heilenden Ströme auszusenden, um präzisere Veränderungen zu bewirken. Die Elemente wurden im fünften Kapitel dargestellt. Damit Sie die Elemente leichter und bequemer einsetzen können, habe ich unter der Überschrift »Elementmagie mit dem Lichtstab« einen Abschnitt eingefügt, in dem die Elemente unter dem Aspekt ihrer wichtigsten Funktionen beschrieben werden. Sie können diesen Abschnitt als eine Art Spickzettel verwenden, wenn sich Ihnen die Frage stellt, welches Element Sie mit Ihrem Lichtstab/Finger übertragen sollen. Die letzte Übung, »Die mit den Fingern verbundenen Elemente«, basiert auf kulturübergreifenden Untersuchungen und auf meiner eigenen praktischen Erfahrung. Hier habe ich bestimmte Finger mit bestimmten Elementen verknüpft. Diese Information kann dazu beitragen, Ihrem Lichtstab noch mehr »Schlagkraft« zu geben.

Sie sollten wissen, dass Handhabung von Energie mit dem Lichtstab eine einfache Technik ist, die auf jahrtausendealtem Wissen basiert. Indem Sie diese Technik anwenden, schließen Sie sich den zahlreichen Praktizierenden an, die bereits wissen, dass es eigentlich nicht viel braucht, um eine Veränderung zustande zu bringen. Hier brauchen Sie nichts als Ihre Hände.

Heilen mit den Händen und Fingern

Seit Jahrtausenden übertragen Heiler vieler Kulturen auf der ganzen Welt heilende Energie mit ihren Händen. Ein Beispiel für die einfachste Form des Heilens mit den Händen ist eine Mutter, die ihr Kind in den Arm nimmt und mit dieser Umarmung »alles wieder gut« werden lässt. Beispiele für komplexere Manöver sind der Arzt, der eine Operation durchführt; der Akupunkteur, der durch das Stechen von Nadeln den Fluss des Chi oder der Lebensenergie verändert; der Kapellmeister, der ein Orchester mit einem Taktstock dirigiert, oder der Masseur, der Verspannungen mit bestimmten Bewegungen löst.

Je kontrollierter und zielgerichteter unsere Hand- oder Fingerbewegungen sind, desto präziser ist ihre Wirkung, das sagt schon der gesunde Menschenverstand. Wenn ich beispielsweise eine Hand planlos auf den aufgeblähten Bauch eines Klienten lege und um eine Veränderung bitte, kann es passieren, dass sich der Bauch noch mehr aufbläht. Wenn ich ein bestimmtes Ergebnis haben möchte, muss ich darum bitten und die Energie entsprechend lenken.

Die Lichtstab-Technik beinhaltet das Steuern von Energie mit einem Finger und in manchen Fällen auch mit mehreren Fingern zu einem bestimmten Zweck,. Wenn Sie es unkompliziert haben wollen, können Sie immer Ihren Zeigefinger einsetzen. Das kann bedeuten, dass Ihr Zeigefinger auf ein Problem hinweist, während ein Marschbefehl ergeht.

Wenn Sie beispielsweise eine Infektion beseitigen möchten, machen Sie Geist-zu-Geist, deuten mit dem Finger auf die infizierte Stelle und verfestigen die Absicht, die Infektion zu heilen. Heilende Ströme der Gnade werden bereitgestellt, damit sich Ihr Wunsch verwirklichen kann. Wenn Ihr Ziel schwerer fassbar ist, können Sie mit dem Finger auf ein Chakra oder ein Requisit deuten. Stellen Sie sich beispielsweise vor, dass Sie Geld brauchen. Das erste Chakra ist unter anderem für Finanzielles zuständig. Sie können also mit dem Finger auf Ihr erstes Chakra deuten oder das Wort »Geld« auf ein Blatt Papier schreiben und mit Ihrem Finger – oder Lichtstab – auf das Papier deuten, und *voilà*!: Der Geldfluss wurde in Gang gesetzt.

Damit der Prozess reibungslos ablaufen kann, sollten Sie zunächst festlegen, mit welcher Hand Sie arbeiten oder in welcher Reihenfolge Sie Ihre Hände einsetzen wollen. Dies ist in puncto Energie deshalb wichtig, weil wir eine empfangende und eine sendende Hand haben.

Ganz allgemein gesagt sind die Hände eine Erweiterung des Herzchakras. Damit das Herzchakra ausgeglichen bleibt, nimmt die eine Hand Energie von außen auf und deponiert sie im Herzzentrum. Die andere Hand nimmt diese Energie aus dem Herzzentrum und sendet sie in die Umgebung. Wenn Sie ein Problem loswerden möchten, setzen Sie einen Finger Ihrer sendenden Hand ein. Wenn Sie eine Energie anziehen möchten, setzen Sie einen Finger Ihrer empfangenden Hand dafür ein.

Normalerweise ist unsere dominante Hand auch unsere sendende Hand und die weniger oft eingesetzte Hand die empfangende. Ich bin Rechtshänderin, und meine sendende Hand ist definitiv die rechte, während meine linke Hand die empfangende ist. In der Regel ist es bei Linkshändern umgekehrt. Es gibt jedoch Ausnahmen von dieser Regel, und deshalb zeige ich Ihnen in diesem Kapitel eine einfache Übung, mit der Sie Ihre empfangende und Ihre sendende Hand voneinander unterscheiden können.

Wenn ich beispielsweise am Tumor eines Klienten arbeite, möchte ich die den Krebs verursachende Energie fortleiten und Energie für eine gesunde Zellentwicklung einströmen lassen. Ich nutze meine sendende Hand, um die Krebsenergie freizusetzen, und meine empfangende Hand, um Energie einzubringen, die das Immunsystem des Körpers stärkt. Ich kann zu einem bestimmten Zeitpunkt sogar beide Hände einsetzen, um beide Ziele zu erreichen oder die Wirkung des Einzeleinsatzes jeder Hand auszugleichen. Wenn ich Energie fließen lasse, führe ich immer Geist-zu-Geist durch und setze die im vierten Kapitel erläuterten Heilenden Ströme der Gnade ein. In der Regel bitte ich darum, dass die Ströme meine/n Finger und meine Hand umfließen, damit ich keine negative oder unnötige Energie in mein System aufnehme. Der göttliche Geist befördert die gesamte freigesetzte Energie und transformiert sie sinnvoll.

Sie können den Lichtstab einsetzen, um fast jedes Problem zu lösen. Ich habe einmal meinen linken Zeigefinger auf den Knöchel meines Sohnes gelegt. (Das bedeutet, dass ich Energie aus dem Knöchel nahm.) Mein Sohn war hingefallen, und sein Knöchel war geprellt und entzündet. Ich bat um die Entfernung aller schädigenden Energie. Zuerst führte ich Geist-zu-Geist durch, um den Prozess in die Obhut des göttlichen Geistes zu geben. Ich spürte, wie dann die Heilenden Ströme der Gnade aus seinem

Knöchel und um meine Finger flossen, bevor sie den Schmerz und die Bakterien in die Umgebung kippten, wo sie vom göttlichen Geist entsorgt wurden. Dann deutete ich mit meinem rechten Zeigefinger auf dieselbe Stelle und bat den göttlichen Geist, Heilende Ströme der Gnade auszusenden, um die Heilung des Gewebes voranzutreiben. Ich spürte, wie mächtige Kräfte meinen Finger entlang und in die Wunde strömten. Die Schmerzen meines Sohnes ließen sofort nach, und ein paar Tage später war von der Prellung nichts mehr zu sehen.

Ich ließ eine Klientin die Lichtstab-Technik einsetzen, um Heilströme in vernarbtes Gewebe zu senden, das von einem lange zurückliegenden Autounfall geblieben war und so erweicht werden sollte. Sie setzte den Lichtstab mehrmals täglich ein, immer nur wenige Augenblicke pro Anwendung. Innerhalb eines Monats verblasste das Narbengewebe, bis ich es schließlich nicht mehr sehen konnte.

Einer meiner Schülerinnen gab ich den Rat, den Lichtstab auf das erste Chakra ihres Mannes zu richten, das Energiezentrum, das für Manifestationen und Finanzen zuständig ist. Er brauchte eine Arbeitsstelle, und zwar schnell. Also benutzte sie den Zeigefinger ihrer sendenden Hand. Innerhalb einer Woche bekam er unerwartet eine neue Stelle. In einem Café hatte er einen ehemaligen Kollegen getroffen, der ihm sofort Arbeit angeboten hatte.

Eine andere Klientin wandte die Lichtstab-Technik bei ihrer Großmutter an, die krank war und Schmerzen hatte, aber Hunderte Kilometer von ihr entfernt lebte. Sie deutete mit ihrem Zeigefinger auf ein Bild ihrer Großmutter und berührte die Stellen, wo ihre Großmutter Schmerzen hatte und die ihr Probleme bereiteten. Zunächst setzte sie den Zeigefinger ihrer empfangenden Hand ein, um die störenden Energien herauszuziehen, und dann den Zeigefinger ihrer sendenden Hand, um Liebe an sie weiterzugeben. Ihre Großmutter war innerhalb einer Woche wieder auf den Beinen und sagte, sie habe sich »noch nie besser gefühlt«.

Alle hier genannten Beispiele beziehen sich auf die einfache Version der Lichtstab-Technik, bei der nur ein einziger Finger eingesetzt wird. In der Einführung zu diesem Kapitel wurde bereits erwähnt, dass Sie auch komplexere Praktiken anwenden können, indem Sie weitere Finger einsetzen und/oder bestimmte Elemente steuern. Wie das geht, zeige ich Ihnen gleich. Aber erst einmal wollen wir ein bisschen zaubern.

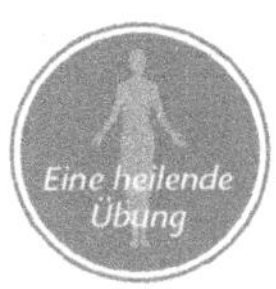

Zwischen der empfangenden und der sendenden Hand unterscheiden

Möchten Sie etwas über den Unterschied zwischen Ihrer empfangenden und Ihrer sendenden Hand herausfinden? Beginnen Sie damit, dass Sie Ihre Hände gut durchschütteln und dann kräftig aneinanderreiben. Halten Sie die Hände nun etwa fünf Zentimeter weit auseinander, die

Handflächen sind einander zugewandt. Spüren Sie, wie sich die Energie zwischen Ihren Handflächen bewegt.

Sie spüren den Energiefluss von einer Hand zur anderen. Die Hand, die Energie ausstrahlt, ist Ihre sendende Hand. Die Hand, welche die Energie entgegennimmt, ist Ihre empfangende Hand. Sie können Ihre Hände ab und zu einer erneuten Prüfung unterziehen, wenn Sie das Gefühl haben, dass sie manchmal die Rollen tauschen.

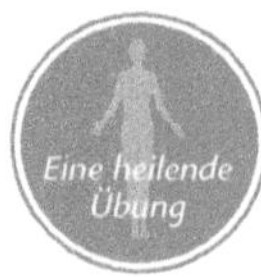

Den Lichtstab auf ein Ziel richten

Die Lichtstab-Technik bietet eine kraftvolle und einfache Möglichkeit, präzise Veränderungen zu bewirken. Dazu wird eine Hand ausgewählt und mit dem Zeigefinger dieser Hand der Befehl für eine Veränderung gegeben. Weil eine Hand Energie entweder empfängt oder aussendet, können Sie anschließend mit der anderen Hand arbeiten und einen anderen Befehl geben und schließlich die Zeigefinger beider Hände gleichzeitig benutzen, um ein Gleichgewicht herzustellen.

In dieser Übung lernen Sie, beide Hände einzusetzen, wobei Sie das nicht müssen. Mit ihr können Sie sich ganz auf eine Körperregion, ein Chakra oder eine Auraschicht konzentrieren oder eine Stütze bzw. ein Requisit schaffen.

Um diese sehr einfache Übung machen zu können, beginnen Sie mit Geist-zu-Geist aus dem dritten Kapitel und der Technik Heilende Ströme der Gnade, die im vierten Kapitel besprochen wurde. Nachdem Sie sich mit dieser Grundübung vertraut gemacht haben, werde ich Ihnen Übungen zeigen, bei denen auch die Elemente und die anderen Finger eine Rolle spielen.

Sie sollten wissen, dass Sie bestimmen, in welcher Reihenfolge Sie die beiden grundlegenden Einstiegsaktivitäten durchführen. Sie können zuerst Ihre Absicht festlegen und dann Geist-zu-Geist machen oder umgekehrt. So oder so wird der göttliche Geist die Absicht auf eine für Sie optimale Weise prägen. Sie müssen die folgenden Schritte gehen, um Ihren Lichtstab einsetzen zu können.

Schritt 1: Geist-zu-Geist. Bestätigen Sie Ihren eigenen Geist sowie die Geister aller anwesenden und nicht anwesenden Beteiligten. Rufen Sie den göttlichen Geist an.

Schritt 2: Eine befehlende Absicht festlegen. Entscheiden Sie sich, welches Problem Sie in Angriff nehmen wollen. Formulieren Sie eine Absichtserklärung, die Sie einsetzen, um eine Veränderung in Gang zu bringen. Beispiele: »Ich will diese Infektion beseitigen«, oder: »Ich will die Depression meiner Freundin lindern.«

Schritt 3: Eine Hand auswählen. Wählen Sie Ihre empfangende oder sendende Hand. Sie können den göttlichen Geist um Führung bitten, wenn Sie nicht wissen, welche Hand Sie einsetzen sollen.

Schritt 4: Den Lichtstab ausrichten. Deuten Sie mit Ihrem Zeigefinger, der sich in einen Lichtstab verwandelt hat, auf die Zielperson, die Körperstelle, das Chakra oder das Requisit. Bitten Sie um die erwünschte Veränderung, entweder laut oder still für sich, und bitten Sie darum, dass der Wille des göttlichen Geistes geschehe. Bitten Sie den göttlichen Geist, Heilende Ströme der Gnade zur Verfügung zu stellen, damit Ihre Absicht umgesetzt werden kann, und halten Sie Ihre Fingerposition, bis Sie körperlich, emotional oder intuitiv eine Veränderung wahrnehmen.

Schritt 5: Hände wechseln, wenn gewünscht. Wenn Sie die Hände wechseln möchten, sollten Sie das jetzt tun und Schritt 4 mit der anderen Hand wiederholen.

Schritt 6: Hände ausgleichen, wenn gewünscht. Wenn Sie möchten, richten Sie die Zeigefinger beider Hände nun gleichzeitig auf die Zielperson und bitten den göttlichen Geist, die Energien ins Gleichgewicht zu bringen.

Schritt 7: Abschließen. Atmen Sie ein paarmal tief ein und aus, und überlassen Sie den Ausgang der Übung dem göttlichen Geist. Schütteln Sie Ihre Hand/Hände aus, und lassen Sie ihre/n Finger wieder vom Lichtstab/von Lichtstäben zu/m Finger/n werden. Kehren Sie, wenn Sie fertig sind, in Ihren Alltag zurück, und prüfen Sie intuitiv, ob Sie die Lichtstab-Technik wiederholen müssen, und wenn ja, wie oft und für wie lange.

Danken Sie Ihrem eigenen Geist, den Geistern aller Beteiligten und dem göttlichen Geist für ihre Hilfe.

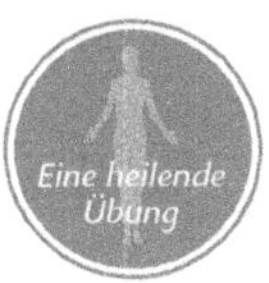

Die Elemente und der Lichtstab

Elemente sind so kraftvoll, dass ich häufig feinstoffliche Elemente in meine Anwendungen einbeziehe. Wie im fünften Kapitel ausgeführt, arbeite ich mit elf Elementen. Wenn Sie sich darüber im Klaren sind, welches Element oder welche Elemente ausgeleitet oder verabreicht werden müssen, können Sie die Lichtstab-Übungen problemlos anpassen, um Elementwunder zu fördern.

Nachdem Sie Geist-zu-Geist durchgeführt haben, bitten Sie den göttlichen Geist um die Heilenden Ströme der Gnade, die ein bestimmtes Element oder mehrere Elemente herein- oder hinaustragen. Stellen Sie sich beispielsweise vor, dass Sie mit Erschöpfung und Müdigkeit zu kämpfen haben. Vielleicht beschließen Sie, die Lichtstab-Übung so zu machen, wie sie in »Den Lichtstab auf ein Ziel richten« beschrieben wurde, und den Heilenden Strömen der Gnade das Element Feuer hinzuzufügen. Die Feuerenergie sorgt für Vitalität, wenn sie mit dem sendenden Finger eingebracht wird. Sie entfernt eine Entzündung, wenn Sie die Aktivität des Lichtstabs mit einem empfangenden Finger lenken.

Stellen Sie sich vor, dass Sie eine wichtige Entscheidung treffen müssen, aber verwirrt sind. Warum sollten Sie keine Energiefreigabe bewirken, und zwar unter Verwendung des Elements Luft, das mit Ideen verbunden ist? Eliminieren Sie die dysfunktionalen Überzeugungen, die Verwirrung stiften, indem Sie den Zeigefinger Ihrer empfangenden Hand einsetzen und dann durch den Zeigefinger Ihrer sendenden Hand wieder Luft in sich einströmen lassen, um Einsichten zu gewinnen. Vielleicht möchten Sie auch Wasserenergie hinzufügen, die Ihre Intuition stärkt und emotionale Klarheit sichert.

Sie können sich auf die folgende Tabelle beziehen, wenn Sie die Elemente mit dem Lichtstab in Verbindung bringen möchten, falls Sie diese zusätzliche Dynamik wünschen.

Hintergrundinformationen: Elementmagie mit dem Lichtstab

Das Folgende ist eine Darstellung der Elemente, die im fünften Kapitel aufgeführt wurden. Auf diesem Spickzettel ist Sinn und Zweck jedes Elements ebenso vermerkt wie das, was Sie voraussichtlich freisetzen und hinzufügen können, wenn Sie den Lichtstab einsetzen.

Element	Sinn und Zweck	freizusetzende Energie	zuzufügende Energie
Erde	Grundlage	Festgefahrenheit/Unmäßigkeit	Verwurzelung/Trost
Holz	Leistung	Unschlüssigkeit/Schwäche	Wachstum/Entschlossenheit
Luft	Ideen	dysfunktionale Wahrnehmung	Kreativität/Einsicht
Metall	Schutz	Trauer/Umklammerung/Negativität	Grenzen/Spiritualität
Feuer	Leidenschaft	Entzündung/Toxine/Besorgnis	Kraft/Vitalität
Wasser	Fluss, Bewegung	Angst/Beeinträchtigung	Intuition/emotionale Klarheit
Stein	gespeichertes Wissen	Depression/Geschichte	Stärke/Klarheit
Licht	Liebe	Trennung	Verbundenheit
Klang	Macht	Manipulation	bestes Ergebnis
Stern	Läuterung	Negativität/Lügen/Böses	gesteuerte Kraft
Äther	Bewusstsein	Unwahrheit	Weisheit

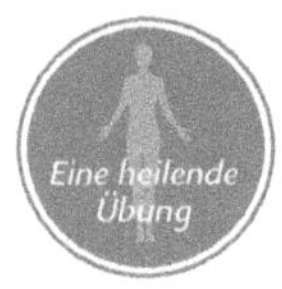

Die mit den Fingern verbundenen Elemente

Manchmal möchte ich den Lichtstab noch weiter anpassen und mehr Finger einsetzen. Immerhin haben wir zehn davon! Im Laufe der Zeit wurden in verschiedenen Kulturen bestimmte Finger mit bestimmten Elementen in Verbindung gebracht. Die entsprechenden Vorstellungen unterscheiden sich allerdings von Ort zu Ort. Daher habe ich auf der Basis meiner Untersuchungen und Erfahrungen meinen eigenen Elementeplan entwickelt.

Wenn Sie Ihren Lichtstab mit einer zusätzlichen Aufladung versehen wollen, wählen Sie einen Finger nach dem mit ihm verbundenen Element aus und setzen ihn ein, um die Übung »Den Lichtstab auf ein Ziel richten« zu machen. Sie können auch zwei oder mehr Finger auf Ihr Ziel richten. Achten Sie dabei auf die sendende und empfangende Hand. In der folgenden Tabelle finden Sie meine Darstellung der Verbindungen zwischen den verschiedenen Fingern und den feinstofflichen Elementen.

Finger	assoziierte Elemente
Daumen	Erde und Stein
Zeigefinger	Klang und Licht
Mittelfinger	Feuer, Äther und Stern
Ringfinger	Luft und Metall
kleiner Finger	Wasser und Holz

Nachdem Sie nun viele der grundlegenden Übungen kennengelernt haben, die ich täglich anwende, ist es Zeit, ein wenig »außerirdisch« zu werden oder zumindest zu lernen, wie man in die nähere Umgebung oder auch weiter weg reist. Das nächste Kapitel bereitet Sie auf die sich anschließenden Übungen vor. Mit der Beschreibung einer sicheren und einfachen Art, zu reisen oder intuitiv alle Zeiten und Räume zu durchstreifen, wird das siebte Kapitel Ihr Repertoire exponentiell erweitern.

Zusammenfassung

Bei der Lichtstab-Technik wird ein Finger oder werden mehrere Finger eingesetzt, um eine Veränderung herbeizuführen. Nachdem Sie gelernt haben, zwischen Ihrer sendenden und Ihrer empfangenden Hand zu unterscheiden, können Sie die Veränderung über Ihren Zeigefinger steuern. Komplexere Ansätze beinhalten, dass Sie einen oder mehrere Finger nach den mit ihnen verbundenen Elementen auswählen. Sie können die Transformation auch möglich machen, indem Sie bestimmte Elemente mit dem Zeigefinger aussenden. Diese praktische Technik kann überall und zu jedem Zweck eingesetzt werden, um Miniwunder zu ermöglichen.

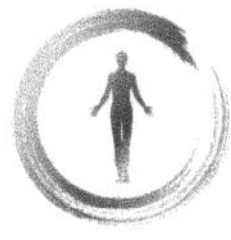

Kapitel 7

Im Körper durch Zeit und Raum reisen

Energiearbeit macht es häufig erforderlich, den Blickwinkel so weit zu verändern, dass man eine andere Zeit und einen anderen Ort besuchen kann. Zu Ihren Zielen können Ihre eigene Vergangenheit oder die eines anderen ebenso gehören wie eine historische Stätte, ein anderer Planet, eine gleichzeitige Wirklichkeit, eine mögliche künftige Situation oder was immer irgendwo oder irgendwann sonst zu finden ist.

Der alte Begriff für »Reise durch Zeit und Raum« ist »Astralreise« oder »Seelenreise«. Solch eine Reise wird in der Regel von der Seele oder einem anderen feinstofflichen Teil des Selbst unternommen. Dafür gibt es Hunderte von Gründen, etwa den Wunsch, den Ursprung eines Problems aufzudecken, das Wirken geheimer Mächte zu entschlüsseln, heilende Energie zu sammeln, Einsichten für eine Entscheidung zu gewinnen oder eine Manifestation zu fördern.

In diesem Kapitel werde ich viele Möglichkeiten aufführen, das Reisen durch Zeit und Raum zu etikettieren und einzusetzen. Aber, und das ist noch wichtiger, ich weise auf einen Punkt ausdrücklich hin, nämlich auf diesen: *Viele zeitgenössische Versionen des Reisens durch Zeit und Raum können gefährlich oder schädlich sein.*

Die Gefahren des Reisens durch Zeit und Raum liegen in der Tatsache begründet, dass diese Art des Reisens traditionell damit einhergeht, dass ein Teil des Selbst den Körper verlässt. Wie ich in diesem Kapitel noch erläutern werde, ist das ein riskantes Unterfangen. Und doch ist das Reisen durch Zeit und Raum ein wichtiges Werkzeug für die Transformation. Um die damit verbundenen Gefahren auszuschließen, habe ich meine eigene Reisetechnik entwickelt, die ich Ihnen nun beschreiben werde.

Mein Reiseprozess ist einfach und elegant. Sie können dabei in Ihrem Körper bleiben und dennoch fast ohne jede Einschränkung andere Orte und Räume besuchen. In Ihrem Körper geborgen, sind Sie stets sicher und geschützt, obwohl Sie sich erweitern und sozusagen »außer Landes« aufhalten.

Ich werde Sie zunächst etwas detaillierter über das Reisen durch Zeit und Raum im Allgemeinen und die Gefahren des Standardverfahrens informieren und dann durch eine kurze Reiseübung führen. Wenn Sie diese Technik lange genug geübt haben, schnappen Sie sich einen energetischen Pass – und nichts wie weg! Sie werden im weiteren Verlauf dieses Buches verschiedene Versionen dieses Reiseprozesses kennenlernen.

Was sind Reisen durch Zeit und Raum?

Medizinmänner und -frauen aus den meisten Kulturen haben Reisen durch Zeit und Raum und in andere Dimensionen unternommen, um den Verletzten, den Verletzenden oder den Hoffnungsvollen zu helfen. Sie haben auch andere dabei unterstützt, ihre eigenen Reisen zu machen. Wie unterscheiden sich diese Reisen von mentalen Wanderungen, etwa Erinnerungen an die Vergangenheit oder Plänen für die Zukunft? Wie bereits erwähnt, werden diese willentlichen Reisen traditionell von einem Teil des Selbst unternommen, der den Körper verlässt.

Es gibt viele Teile von uns, die sich auf eine außerkörperliche Reise machen können. Dazu gehören die Seele oder ein Teil der Seele, aber auch andere Aspekte wie das innere Kind, der Geist oder unser Bewusstsein. Und zu der gleichen Erfahrung können wir auch anderen verhelfen.

Historisch gesehen begibt sich die Seele am häufigsten auf Zeitreisen. Daher wird die Hauptart des Reisens durch Zeit und Raum als Schamanenreise, Seelenflug oder Seelenfahrt bezeichnet. Zu den moderneren Namen für diese Reise gehört »Fernwahrnehmung« (Remote Viewing). Dabei tritt ein Teil des Selbst aus dem Körper aus und nimmt wahr, was an einem anderen Ort und/oder in einer anderen Zeit geschieht. Der Begriff »Astralreise« bezeichnet eine Reise, die auf der »Astralebene« stattfindet, einem multidimensionalen Treffpunkt für Wesen aus verschiedenen Wirklichkeiten. Ein anderer, ebenfalls häufig verwendeter Begriff ist »außerkörperliche Reise« oder

»außerkörperliche Erfahrung« (AKE). Die Abkürzung AKE eignet sich perfekt, um den Zustand des Wanderns jenseits des physischen Körpers zu beschreiben. Und was sind »luzide Träume«, diese nächtlichen Erlebnisse, bei denen man sich vollständig wach fühlt, obwohl man schläft, anderes als das Ergebnis einer schlafinduzierten Reise durch Zeit und Raum?

Es gibt Dutzende von Gründen, sich auf eine spirituelle Reise zu begeben. Vielleicht landen Sie dabei in Ihrer Vergangenheit, um der Ursache einer Verletzung auf die Spur zu kommen. Vielleicht reisen Sie in die Niederlande, um eine dunkle Macht oder einen fremden Eindringling herauszufordern, oder Sie sausen in die Zukunft, um sie umzugestalten. Vielleicht möchten Sie sich mit Geistführern austauschen, das Totenreich besuchen, ein emotionales Trauma bearbeiten, Ihre eigene Gesundheit oder die eines anderen Menschen überprüfen oder eine andere Art des Seins erleben. Das Reisen durch Zeit und Raum ist eine wichtige Möglichkeit, handfeste Ergebnisse zu bekommen.

Einer der Gründe, warum das außerkörperliche Reisen so gut funktioniert, besteht darin, dass es uns von den Beschränkungen des Körpers befreit. Und genau das ist auch der Grund, warum es so gefährlich ist.

Das Problem bei außerkörperlichen Reisen durch Zeit und Raum

Vor ein paar Jahren habe ich aufgehört, meinen Körper zu verlassen oder anderen beizubringen, wie man das macht. Ich hatte die folgenden Nebenwirkungen solcher Reisen festgestellt:

- Gefährdung des Körpers, solange die Reise andauert
- Stiche und Dehnungsstreifen in der Aura
- Verdrängung oder Implosion der Energien anderer
- bedrohliche Wechselwirkungen mit dunklen Mächten
- Schwierigkeiten, in den Körper zurückzukehren

Warum sollte ein AKE körperliches Unwohlsein oder eine Wunde verursachen? Denken Sie einmal darüber nach. Ein innerer Teilbereich oder unsere Seele kann den Körper nur verlassen, indem sie sich durch die Haut und die Aura nach außen projiziert und dabei das Aurafeld durchlöchert oder durchbricht. Wenn der reisende Teilbereich nicht auf demselben Weg zurückkehrt, schlägt er möglicherweise eine neue Wunde.

Was außer einem leeren Raum bleibt, wenn ein Teil von uns den Körper verlässt? Jetzt kann eine Vielzahl von Entitäten oder Energien ungebeten eindringen, darunter auch Teilbereiche anderer Menschen oder Wesen, Geister oder die Gefühle, Beschwerden oder Wünsche anderer.

Bedenken Sie auch die Verletzlichkeit des entflohenen Selbst. Wenn es nicht energetisch geschützt ist, ist es allem ausgesetzt, was im großen Jenseits liegt. Einmal ließ ich einen Klienten in ein früheres Leben reisen, in dem er an der Schwarzen Pest gestorben war. Während seiner Reise konnte er zwar seine Probleme bearbeiten, doch nach seiner Rückkehr war er ein paar Tage lang schwer krank. Es war zwar nicht wirklich die Pest, aber die feinstoffliche Energie dieser Krankheit war in seiner Seele reaktiviert worden und hatte sich in seinem Körper ausgebreitet.

Denken Sie daran, dass das wandernde Selbst genau das ist: ein Wanderer. Manchmal weiß unser Nomadenselbst, wohin es gehen will und wie man dorthin gelangt. Manchmal ist der Weg aber etwas verschlungener. Es ist auch nicht so, als reisten wir mit einem Kompass oder einem GPS-Gerät. Und selbst wenn wir es in einem Stück bis zu unserem Ziel und wieder zurück schaffen, kann diese Pilgerfahrt sehr anstrengend sein. Es kann sich anfühlen, als hätten wir gerade mit knapper Not eine Herausforderung überlebt oder uns in einem Labyrinth verloren.

Was also soll ein Reisender tun?

Der Schlüssel zu einer sicheren Verbindung zu jedem Reich heißt reisen, ohne dabei den Körper zu verlassen. Dieses Ziel können Sie erreichen, indem Sie durch den Körperbereich Ihres achten Chakras reisen, den Thymus.

Ihr achtes Chakra, das im ersten Kapitel beschrieben wurde, liegt 2,5 bis 5 Zentimeter über Ihrem Kopf. Wenn Sie dieses Energiezentrum betreten, befinden Sie sich mitten in einem runden Raum, aus dem Flure in alle Richtungen abzweigen. Jeder Flur kann durch eine Tür betreten werden und gewährt Zugang zu jeder Dimension, Existenzebene und Zeitphase. Natürlich ist eine Reise durch das über dem Kopf liegende Energiezentrum gleichbedeutend mit einem Austritt aus dem Körper. Die gute Nachricht ist jedoch, dass Sie von allen Vorteilen, die sich aus der Vernetzung des achten Chakras ergeben, auch profitieren können, wenn Sie im Innern des Thymus unterwegs sind. Wie Sie sehen, liegen die Tore zum Universum auch in Ihnen. Die energetische Ausgestaltung des Thymus ist identisch mit der des achten Chakras über dem Kopf.

Möchten Sie sich auf eine sichere Reise begeben? Dann machen Sie die folgende Übung, die Ihnen das Reisen ermöglicht, ohne dass Sie vorher auch nur einen Koffer packen müssen. Immerhin gibt es keinen Flug, den Sie verpassen könnten, denn Sie treten ja eine innerkörperliche Reise an.

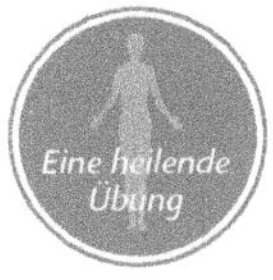

Eine innerkörperliche Reise

Bei dieser Reiseübung durchwandern Sie das Universum über Ihren Thymus. Sie entscheiden sich für einen bestimmten Korridor und nutzen die Art von Intuition, die Ihnen am meisten liegt. Vor allem aber lernen Sie einen Prozess kennen, der sicher durchgeführt werden kann, wo auch immer Sie hinwollen.

Schritt 1: Vorbereitung. Suchen Sie sich einen ruhigen Ort, und sorgen Sie dafür, dass Sie dort nicht gestört werden. Atmen Sie tief durch, und konzentrieren Sie sich ganz auf den Bereich, in dem Ihre Thymusdrüse liegt. Sie können sich auch auf ein Anliegen oder Ziel konzentrieren oder die Entscheidung darüber, wo es hingehen soll, dem göttlichen Geist überlassen. Er wird Sie führen.

Schritt 2: Geist-zu-Geist. Führen Sie Geist-zu-Geist durch, indem Sie Ihren Geist, die Geister anderer und den göttlichen Geist bestätigen. Als Abschluss von Schritt 3, zu dem auch gehört, dass Sie Ihren eigenen Willen dem des göttlichen Geistes unterordnen, bitten Sie den göttlichen Geist, Sie sicher im Innern Ihres Thymus zu halten, der Heimat Ihres achten Chakras.

Bitten Sie den göttlichen Geist dann, Sie an Ihr Ziel zu bringen und Sie auf Ihrer Reise zu begleiten.

Schritt 3: Reise. Bitten Sie den göttlichen Geist, »das Licht« um Sie herum anzuschalten. Sie stehen auf einem weißen Marmorboden, irisierend und wunderschön. Umgeben sind Sie von der Schwärze des Weltraums, in der unzählige Sterne glitzern.

Der Boden ist eigentlich eine Plattform im Zentrum von Millionen und Abermillionen von Korridoren. Und die streben von diesem Zentrum weg wie die Speichen an einem Fahrrad. Jeder dieser Korridore kann durch eine Tür betreten werden.

Der göttliche Geist zeigt Ihnen, durch welche Tür Sie gehen sollen, und versichert Ihnen, dass Sie in Ihrem Thymus bleiben, auch wenn Sie durch diese Tür gehen. In diesem achten Chakra stehen Ihnen das gesamte Universum und alle Dimensionen zur Verfügung. Mit Unterstützung des göttlichen Geistes wählen Sie eine Tür aus, öffnen sie und gehen hindurch. Was Sie sehen, fühlen, spüren, hören oder anderswie bewusst wahrnehmen, enthält die Antwort auf Ihre Frage oder zeigt Ihnen, was Sie wissen müssen. Der göttliche Geist wird Ihnen Lehren, Reflexionen und Weisheiten übermitteln und Sie wissen lassen, wann Sie am Ende Ihrer Reise angekommen sind.

Schritt 4: Rückkehr. Gehen Sie wieder durch die Tür, und kehren Sie zu der glänzenden Marmorplattform zurück. Die Sterne blinken, und Ihr Thymus verwandelt sich wieder in ein »normales« Organ. Langsam und sachte bringt Sie der göttliche Geist in die Wahrnehmung Ihres physischen, diesseitigen Zustands zurück. Sie spüren Ihren Thymus und den gesamten oberen Brustbereich und dann auch den Rest Ihres Körpers. Atmen Sie tief durch, und werden Sie sich Ihrer unmittelbaren Umgebung bewusst. Danken Sie dem göttlichen Geist, den helfenden Geistern und Ihrem eigenen Geist für Ihre Reise. Kehren Sie in Ihren Alltag zurück, wenn Sie dazu bereit sind.

Zusammenfassung

Bei der hier beschriebenen Art zu reisen handelt es sich um die Kunst, andere Zeitepochen, Orte und Dimensionen aufzusuchen. Diese Reisen werden am besten innerkörperlich unternommen, um ein Durchlöchern der Aura als Folge des Austritts einzelner Aspekte des Selbst aus dem Körper zu vermeiden. Das Vorgehen, das in diesem Kapitel skizziert wurde, ist einfach und leicht umzusetzen und erlaubt es Ihnen, im Innern Ihres Thymus zu reisen, dem innerkörperlichen Sitz Ihres achten Chakras. Jetzt sind Sie auf die vielen Reiseerlebnisse vorbereitet, die in den folgenden Kapiteln auf Sie warten.

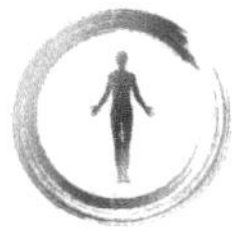

Kapitel 8

Die drei Chroniken der Seele

Das achte Chakra, das im vorangegangenen Kapitel als Vehikel für Reisen durch Zeit und Raum vorgestellt wurde, hält viel für diejenigen bereit, die auf der Suche nach Veränderung sind. Eine der wichtigsten Rollen, die es spielt, ist die eines Speichers und Zugangspunktes für die drei Chroniken der Seele. Das sind die feinstofflichen Energiebibliotheken, die ein ganz bestimmtes Wissen enthalten.

In diesem Kapitel erfahren Sie etwas über diese drei Bibliotheken und setzen die im vorigen Kapitel dargestellte Reisetechnik ein, um sie eine nach der anderen aufzusuchen. Sie können die Reiseübung aus diesem Kapitel auch leicht für andere Personen anwenden, indem Sie ihnen den Text laut vorlesen und sie durch jeden einzelnen Schritt führen.

Vielleicht sind Sie bereits mit den Akasha-Chroniken vertraut, dem Wissen, das in alten Kulturen und Philosophien verwurzelt ist. Die anderen beiden Chroniken, die ich *Schattenchronik* und *Das Buch des Lebens* nenne, habe ich selbst im Laufe meiner Arbeit aufgestellt. Der Zugang zu diesen Bibliotheken ermöglicht es Ihnen, Informationen über alle Zeiten und Räume zu sammeln, mit Groll und Bedauern umzugehen und Situationen so zu sehen, wie der göttliche Geist sie möglicherweise sieht.

Ihre Einladung in die mystischen Korridore der Seele beginnt mit einer Durchforstung der drei wichtigen Choniken der Seele. Dann passe ich die Reiseübung aus dem vorherigen Kapitel entsprechend an und helfe Ihnen, sich auf ein Bedürfnis zu konzentrieren, während Sie jede dieser drei Bibliotheken durchstreifen. Am Ende werden Sie entdecken, dass in dem einzigartigen Vehikel Ihres achten Chakras sowohl die Geschichte aller Wege, die Sie bereits gegangen sind, zu finden ist, als auch die aller Abenteuer, die noch vor Ihnen liegen.

Wie gesagt ist Ihre Seele der Teil von Ihnen, der durch Zeit und Raum reist. Sie inkarniert sich in einem physischen Körper, um etwas über die Liebe zu lernen.

Mein Lieblingsbild der Seele ist das eines wunderschönen Lichtballs, der in unendlich viele Richtungen strahlt. Jeder seiner Strahlen reich bis in eine der vielen lokalen und nicht lokalen Zeitabschnitte oder bis in konkrete Orte und jene, die erst noch manifestiert werden müssen. Die Seele ist ein Träumer und ein Macher. Sie wirft die Vergangenheit hinter sich wie ein Wasserskifahrer, der das Wasser durchpflügt, schaut aber auch nach vorn in Richtung Ewigkeit. Sie lebt im Hier und Jetzt ebenso wie in parallelen Wirklichkeiten. Was das ist, werde ich später in diesem Kapitel erklären.

Um die unzähligen Details der Reise durch Zeit und Raum verfolgen zu können, ordnet die Seele ihr Wissen drei Chroniken zu. Die Informationen aus diesen

Archiven werden im Laufe eines Lebens im Körper gesammelt und bei dessen Tod in die Seele hochgeladen. Später werden sie aus den Annalen der Seele in einen neuen Körper geladen und speziell im achten Chakra aufbewahrt, das sich oberhalb des Kopfes befindet, aber auch im Thymus im oberen Teil des Brustkorbes verankert ist. Solange wir am Leben sind – und sogar zwischen den Leben –, sorgt die Seele für einen kontinuierlichen Datenfluss und die Speicherung der neu erworbenen Informationen in den Chroniken. Über diese drei Chroniken bekommt man also Zugang zu allem und jedem.

Schnappen Sie sich jetzt Ihren Bibliotheksausweis. Es ist Zeit, einen Blick in die drei Chroniken zu werfen.

Die Akasha-Chronik. Vergangenheit, Gegenwart und Zukunft

Bei der traditionellen Akasha-Chronik handelt es sich um eine Sammlung mystischen Wissens. Das Wort *akasha* ist Sanskrit und bedeutet »Raum« oder »Äther«. Das heißt, dass die Akasha-Chronik energetisch gesehen ein Speicher für esoterisches Wissen an einem nicht physischen Ort der Existenz ist. Im Laufe der Zeit hat man das Vorhandensein dieser Chronik in verschiedenen Kulturen zur Kenntnis genommen und zum Zweck der Heilung und Manifestation mit ihr gearbeitet.

Es gibt persönliche und kollektive Akasha-Chroniken. Ihre persönliche Akasha-Chronik befindet sich in Ihrer

Seele und ist an Ihr achtes Chakra gebunden. Zeitgenössische Praktizierende beschreiben diese persönlichen Aufzeichnungen als eine Reihe von feinstofflichen Büchern, Tafeln oder Schriftrollen, die im inneren Heiligtum der Seele oder in deren energetischem Feld lagern. Die kollektive Akasha-Chronik wird häufig als eine riesige energetische Bibliothek beschrieben. Der Reisende durchstreift die Korridore dieser Bibliothek, um seine eigene Chronik zu finden. Er kann aber auch in die Abteilung anderer springen, um Einsicht in deren Chroniken zu nehmen. In diesem Buch werde ich Ihnen beibringen, wie Sie Zugang zu Ihrer eigenen Akasha-Chronik bekommen.

Was können Sie herausfinden, wenn Sie Ihre Chronik durchforsten? Grundsätzlich können Sie Einsicht in jeden tatsächlichen oder potenziellen Gedanken, jedes Gefühl, jedes Ereignis, jede Situation oder Aktion in Bezug zu drei Zeitebenen nehmen: Vergangenheit, Gegenwart und Zukunft.

Die Vergangenheit

Was immer Sie im Laufe der Zeit erlebt und erfahren haben, ist in Ihrer Akasha-Chronik verewigt. Dies schließt tatsächliche Lebenszeiten ebenso ein wie dazwischenliegende Leben. Ebenfalls verfügbar sind Informationen darüber, welche Erfahrungen Sie hätten machen können, wenn sich die Dinge anders entwickelt hätten.

Unabsichtlich reisen wir ständig in die Vergangenheit. Denken Sie nur daran, wie oft Sie einen ganz besonderen

Moment wieder erlebt oder sich an eine lange zurückliegende Unterhaltung erinnert haben. In einer Therapie beziehen wir uns ganz gezielt auf unsere persönliche Geschichte, um die mit einer negativen Situation verbundenen dysfunktionalen Überzeugungen ausfindig zu machen. Es gibt aber noch viel mehr, was Sie in der Vergangenheit erreichen können, wenn Sie die Kraft der Akasha-Chronik verstanden haben.

Beispielsweise können Sie mithilfe der Akasha-Chronik in alle historischen Momente dieses Lebens reisen, aber auch in Zwischenleben, in frühere Leben und sogar in Zeiträume, die vor der Erschaffung des Universums liegen. Sie können Ihren Blickwinkel verändern, eine schmerzliche Situation mit anderen Augen sehen und so Ihre Fähigkeit ausbauen, eine grausame Person zu verstehen, um sich besser von ihr trennen oder ihr vergeben zu können.

Sie können auch eine alternative Vergangenheit gestalten. Indem Sie sich ein anderes Ende einer schlechten Situation vorstellen, verändern Sie Ihre feinstofflichen Energien und damit Ihre aktuelle Realität. Stellen Sie sich vor, Sie seien in einem früheren Leben von einem gewalttätigen Ehemann getötet worden. Indem Sie das Ereignis neu gestalten und diesmal überleben, was die Konstruktion einer alternativen Geschichte beinhaltet, können Sie aufhören, gewalttätige Liebespartner in Ihr jetziges Leben zu ziehen. Letztlich ist alles eine Frage der Perspektive.

Die Gegenwart

Mithilfe der Akasha-Chronik können Sie beobachten, was gegenwärtig in Ihrem Leben geschieht, aber auch auf viele andere Weisen befähigend aktiv werden. Sie können wahrnehmen, was in Ihnen und um Sie herum los ist, die Gegenwart aber auch aus unterschiedlichen Blickwinkeln sehen und vielleicht sogar durch die Augen eines Feindes oder Freundes. Wieder ist die Perspektive entscheidend. Indem Sie eine Situation aufgrund verschiedener Sichtweisen verstehen, können Sie zu einer Wahrheit gelangen, die Sie eher erhebt, als Ihnen wehzutun. Sie können auch in ein anderes Land oder in eine andere Kultur reisen und sich anschauen, was dort passiert. Vielleicht machen Sie sich Sorgen um geliebte Menschen und möchten herausfinden, ob sie Hilfe brauchen. Warum statten Sie diesen Menschen nicht einfach einen Besuch ab und überprüfen es selbst?

Es gibt auch esoterischere Aufgaben, die Sie mithilfe der Akasha-Chronik erledigen können. In dieser Chronik gibt es viele »Vielleichts«. Vielleichts sind die Realitäten, die man hätte leben können, wenn sich die Geschichte in eine andere Richtung entwickelt hätte. Eventuell gibt es eine Cyndi, die jemanden namens James geheiratet hat und mit ihm in Europa lebt. Es gibt vielleicht aber auch eine Cyndi, die nicht mehr am Leben ist, weil sie einen gewissen Alfred geheiratet hat, der sie beide tötete, als er betrunken Auto fuhr und einen Unfall verursachte. Diese Mutmaßungen über ein Vielleicht beziehen sich zwar nicht auf etwas Reales, aber etwas über sie zu wissen kann uns lehren, wie man bessere Entscheidungen trifft oder eine Entscheidung, die man getroffen hat, gebührend anerkennt. (Ich bin sehr glücklich darüber, dass ich diesen Alfred nie kennengelernt und schon gar nicht geheiratet habe!)

Es gibt auch andere Arten von alternativen oder parallelen Wirklichkeiten, nämlich diejenigen, die neben oder am Rande dieser Wirklichkeit liegen. Wir können uns für kurze Zeit oder auch ein ganzes Leben lang eine alternative Wirklichkeit einrichten und darin leben. Hier ein Beispiel für ein kurzes Intermezzo dieser Art: Eine meiner parallelen Wirklichkeiten war ein Junge, der im Alter von siebzehn Jahren bei einem Motorradunfall starb. Damals war ich in meinem »Cyndi-Leben« ganz wild aufs Motorradfahren. In der alternativen Wirklichkeit wurde ich beim Motorradfahren von einem Auto erfasst und getötet. In dem Moment, in dem mein Jungen-Selbst »starb« und aus dieser alternativen Wirklichkeit heraustrat, beschloss mein Cyndi-Selbst, nie mehr Motorrad zu fahren. Höchstwahrscheinlich hat die kurze Erfahrung, die ich als Junge gemacht habe, mein »Cyndi-Leben« gerettet.

Sehr oft decke ich Situationen auf, in denen etwas darauf hinweist, dass eine Seele ihr Erdenleben als zweitrangig erlebt, während sich der größte Teil ihrer Seele irgendwo anders aufhält. Beispielsweise habe ich kürzlich mit einer Klientin gearbeitet, deren Schwester ihr nur zwei Wochen altes Kind verloren hatte. Meine Klientin war ebenso am Boden zerstört wie ihre ganze Familie. Die Informationen, die ich in unserer Sitzung von meiner Klientin bekam, deuteten darauf hin, dass die Seele des Kindes hauptsächlich in einer anderen Dimension lebte.

Dort war die Seele ein vornehmer älterer Mann, der keinerlei Liebesfähigkeit an den Tag legte und von niemandem geliebt wurde. Ein Seelenaspekt dieses Mannes hatte sich abgespalten, war als Säugling auf die Erde gekommen, aber ganz jung wieder gestorben, weil seine Aufgabe damit erfüllt war. Als Neugeborenes war dieser Seelenaspekt bedingungslos geliebt worden. Der ältere Mann hingegen hatte in seinem ganzen Leben noch nie bedingungslose Liebe erfahren.

Dieses Leben veränderte sich von Grund auf, nachdem die Seele des neugeborenen Kindes zu ihm zurückgekehrt war. Der alte Mann wurde weicher, freigiebiger und legte mehr Mitgefühl an den Tag. Natürlich wusste er nie wirklich, dass er irgendwo anders ein »echtes« Kind gewesen war. Vielmehr erlebte er sein kurzes Leben als Kleinkind in einer Art Traum.

Die Wirklichkeit ist sehr viel komplexer, als wir vielleicht denken.

Die Zukunft

Es gibt unzählige mögliche Zukunftsvarianten. Die zuverlässigste potenzielle Zukunft ist eine Projektion der Gegenwart. Doch jedes Mal, wenn wir einen Schritt nach vorn machen, sperren wir bestimmte Straßen ab, erschließen uns andere und schaffen so zahlreiche Abzweigungen oder kleine Gassen, die wir entlanggehen können. Dann gibt es noch Zukunftsvarianten, die sich aus den Taten anderer ergeben, und solche, die von parallelen Wirklichkeiten abzweigen. Außerdem gilt: Wenn Sie Ihre Wahrnehmung der Vergangenheit verändern, ändert sich auch Ihr gegenwärtiges Selbst. Als Folge davon können sich neue mögliche Zukunftsvarianten ergeben.

Ich prüfe ständig alle möglichen Zukunftsvarianten meiner Klienten. Vor allem werfe ich aus praktischen Gründen einen Blick in die Zukunft. Beispielsweise hat mich einmal eine Klientin gefragt, ob sie eine neue Stelle annehmen solle oder nicht. Ich führte sie in die Zukunft, die sich möglicherweise für sie entfalten würde, wenn sie die Stelle annahm. Sie rang entsetzt nach Luft und behauptete, ihre Entlassung stehe kurz bevor. Daraufhin beschloss sie, an ihrer jetzigen Arbeitsstelle zu bleiben. Ein paar Monate später erfuhr sie, dass die Firma, die sie hatte einstellen wollen, bankrottgegangen war.

Die Schattenchroniken. Bedauern und Groll

Denken Sie einmal darüber nach, wie viel Leid durch Bedauern und Groll verursacht wird. Bedauern stellt sich ein, wenn wir uns wünschen, etwas anderes gesagt oder getan zu haben. Groll kommt ins Spiel, wenn wir uns genau das von jemand anderem wünschen.

Bei meiner Arbeit habe ich festgestellt, dass es Chroniken gibt, die diese gut gehüteten Wünsche enthalten. Es sind die Schattenchroniken. Sie fungieren als eine Art Anhang der Akasha-Chronik. Grundsätzlich gelangt jedes

Bedauern und jeder Groll auf die gleiche Weise in dieses Hinterzimmer, wie wir momentan Überflüssiges in eine Abstellkammer schieben oder in die Küchenschublade für alles werfen. Wir nehmen uns zwar vor, bei Gelegenheit Ordnung in diesen ganzen Kram zu bringen, kommen aber irgendwie nie dazu.

Außersinnlich nehme ich die Schattenchroniken als eine Art Nebel um die Akasha-Chronik wahr. Diese Trübung ist am deutlichsten rund um das achte Chakra oder den Thymus wahrnehmbar. Auch rund um die DNA kann man diese wogenden Nebel ausmachen, die das Bedauern und den Groll unserer Vorfahren ebenso enthalten wie unsere eigenen Erinnerungen an das, was Groll und Bedauern ausgelöst hat.

Warum sollten wir die Schattenwelt von Groll und Bedauern bereisen? Schlicht und einfach, weil Groll und Bedauern unsere Freude trüben und unseren Fortschritt beeinträchtigen. Wenn wir glauben, dass wir in der Vergangenheit eine andere Person hätten sein sollen oder können, bleiben wir in der Selbstkritik stecken. Es kann leicht passieren, dass wir verdrießlich werden, uns schämen oder Angst haben und deshalb neue Möglichkeiten nicht nutzen und unser Potenzial nicht ganz ausleben.

Entscheidend für die Genesung von Reue und Bedauern ist es, dass wir unsere Wahrnehmung so verändern, dass wir die positive Seite der Gewitterwolke erkennen. Wenn wir unsere Lehren daraus ziehen und das Bedauern hinter uns lassen, kann uns jede Situation, wie schwierig oder peinlich sie auch sein mag, Einsichten bescheren und eine Veränderung bewirken. Sobald wir die daraus zu ziehenden Lehren beherzigen, können wir die feinstofflich-energetischen Ladungen freisetzen, die uns gefangen halten.

Ein Beispiel: Ich habe einmal mit einem berühmten Schauspieler gearbeitet, der etwa fünfzig Jahre alt war. Er wollte sehen, ob es einen Grund dafür gab, dass er immer mit Mitte bis Ende zwanzigjährigen Frauen zusammen war. »Nicht, dass ich ein Problem damit habe«, versicherte er mir und wirkte dabei sehr weltmännisch. »Aber meine Freunde sagen mir andauernd, dass ich dabei eine wahre Nähe verpasse.«

Ich schaute in seine Schattenchronik und sah das Bild einer Frau mit blonden Haaren. Sie wirkte wie Mitte zwanzig, trug eine Brille und zeigte ein strahlendes Lächeln. Weil mir meine Intuition keine anderen Einsichten bescherte, erzählte ich, was ich sah. Mein Klient wurde blass.

»Das ist Jessica«, sagte er mit einem traurigen Unteron in der Stimme. »Ich hätte sie vielleicht wirklich heiraten sollen.« Er hatte mit ihr Schluss gemacht, als sie sechsundzwanzig war. Damals war er genauso alt gewesen.

Weil mein Klient seine damalige Entscheidung bedauerte, war er fortan mit »Ersatz-Jessicas« zusammen. Und weil die erste Jessica nicht wirklich ersetzbar war, suchte mein Klient weiter. Nachdem er beschlossen hatte, sich selbst zu vergeben, klärte er sein Muster mithilfe der Heilenden Ströme der Gnade. Als ich das letzte Mal etwas von diesem Klienten hörte, hatte er sich gerade eine Beziehungspause verordnet – meiner Meinung nach eine gute Idee. Ich war mir ziemlich sicher, dass er in Zukunft eine Beziehung mit einer reiferen Frau haben würde.

Den eigenen Groll zu verarbeiten, ist eine große Herausforderung, weil wir uns vielleicht schämen zuzugeben, dass wir diesen Groll hegen. Wir grollen und werden missgünstig, wenn wir der Ansicht sind, dass man uns ungerecht behandelt hat und dass wir vielleicht mehr Lob, Respekt, Liebe oder Wertschätzung verdient hätten.

Groll ist besonders unangenehm, weil er zu Rachefantasien führen kann oder dazu, dass der Betroffene in einen Teufelskreis des Opferbewusstseins gerät. Wenn uns jemand verletzt oder vernachlässigt hat, ist es nur natürlich, dass wir uns nach Vergeltung sehnen. Wenn wir es dem Verursacher selbst nicht heimzahlen können, lassen wir unsere Wut vielleicht an jemand anderem oder sogar an uns selbst aus. Wenn wir uns als Opfer fühlen, denken wir vielleicht auch, dass die Welt uns etwas schuldet. Weil wir das, was wir wollen, nicht von der Partei bekommen, die uns verletzt hat, projizieren wir unsere Erwartungen auf andere. Das ist eine Situation, bei der alle nur verlieren können. Wenn jemand unseren Erwartungen dann nicht gerecht wird, sind wir enttäuscht. Niemand kann ein Loch stopfen, das von jemand anderem aufgerissen wurde.

Wenn ein Klient ständig missgünstig und nachtragend ist, suche ich oft in der Schattenchronik nach einem Trauma oder einer Vernachlässigung. Indem ich den ursprünglichen Übeltäter und das ursprüngliche Vergehen ausfindig mache, kann ich den Klienten in seiner Trauer um die tatsächlichen Verluste unterstützen. Dann kann mein Klient oder meine Klientin selbst Maßnahmen ergreifen, die zu einer realen und selbstverantwortlichen Veränderung führen.

Beispielsweise habe ich einmal mit einem Jugendlichen gearbeitet, der Footballspieler am College werden wollte. Aber jedes Mal, wenn ein Scout bei einem seiner Spiele zuschaute, vermasselte er es. Es stellte sich heraus, dass sein Vater nie zu einem seiner Footballspiele gekommen war. Der junge Mann hegte einen tiefen Groll angesichts der Tatsache, dass ein Scout seinem Spiel mehr Aufmerksamkeit schenkte, als sein Vater es jemals tun würde. Sobald der junge Mann das mangelnde Interesse seines Vaters betrauerte, erkannte er, dass sein Vater das Problem war und er nichts damit zu tun hatte. Der junge Spieler verabschiedete sich von seinem Wunsch, sein Vater möge bei einem seiner Spiele auftauchen. Und als das nächste Mal ein Scout bei einem Spiel erschien, zeigte mein Klient eine hervorragende spielerische Leistung.

Das Buch des Lebens. »Die Brille Gottes«

Angenommen, Sie hätten die Möglichkeit, sich selbst mit den Augen des göttlichen Geistes zu sehen oder »die Brille Gottes« zu tragen. Was könnte geschehen?

- Weisheit könnte das bestehende Bedauern ersetzen.
- Groll könnte einem Verständnis für die Schwächen anderer weichen, was zu einem Loslassen führen würde.
- An die Stelle von schwärenden Wunden, Fehlinterpretationen, festgefahrenen Gefühlen, Selbstverurteilung,

Angst und Scham könnten Mitgefühl, Hilfsbereitschaft und Liebe treten.

Das Buch des Lebens ist eine interaktive Bibliothek. Hier ist aufgezeichnet, wie der göttliche Geist uns wahrnimmt. Jedes Wesen hat sein eigenes Buch des Lebens, eine Sammlung der besten Möglichkeiten, sämtliche Situationen, Emotionen und Ereignisse zeitübergreifend wahrzunehmen. Was diese Wahrnehmungen zu den »besten« macht, ist, dass sie auf höheren Wahrheiten wie Mitgefühl und Barmherzigkeit beruhen.

Denken Sie einmal darüber nach. Häufig haben wir das Gefühl festzusitzen, weil wir uns (oder andere) schonungslos, also ohne Nachsicht oder Gnade, beurteilen. Unser Herz ist verrostet, zerfressen von Groll und Bedauern, weil wir uns selbst oder anderen nicht vergeben. Wir leugnen oder unterdrücken unsere Gefühle, weil wir uns nicht vorstellen können, dass wir eine Umarmung verdient haben. Wir verletzen andere oder lassen zu, dass andere uns verletzen, weil wir uns der Nächstenliebe unwürdig fühlen.

Was ist das Gegenmittel? Die Sichtweise, die uns das Buch des Lebens zur Verfügung stellt und die ich gern »Gottes Brille« nenne.

Die Wahrnehmung des göttlichen Geistes würde niemals Grausamkeit oder Böses fördern, sondern vielmehr Möglichkeiten aufzeigen, um liebevoll und stark zu werden. Statt Gewalt oder Hass Vorschub zu leisten, würde sie Vergebung und Sicherheit hervorrufen. Kurz gesagt: »Gottes Brille« würde uns aus der Vergangenheit befreien, in die Gegenwart versetzen und eine liebevolle Zukunft eröffnen.

Ich bin ständig bestrebt, auf das Buch des Lebens zuzugreifen, um Situationen so wahrnehmen zu können, wie es der göttliche Geist tun würde. In der Tat leite ich meine Sitzungen so, als trüge ich Gottes Brille. Auf der Reise, die Sie gleich machen werden, erfahren Sie, wie Sie auf besonders einfache Weise Einblick in das Buch des Lebens und die anderen beiden Chroniken bekommen können.

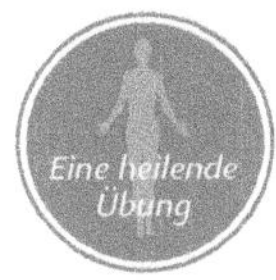

Eine Reise in die drei Chroniken der Seele

Bei dieser Übung werden Sie in die drei Chroniken der Seele geführt, nämlich die Akasha-Chronik, die Schattenchronik und das Buch des Lebens. Sie beginnen mit Geist-zu-Geist und gelangen dann mithilfe der Reisetechnik, die ich Ihnen im vorherigen Kapitel erläutert habe, in die einzelnen Chroniken. Integrieren Sie auch Heilende Ströme der Gnade in den Prozess, um wünschenswerte Veränderungen zu bewirken.

Wählen Sie ein wichtiges Thema aus, bevor Sie diese Übung machen. Richten Sie Ihren Fokus auf einen konkreten Heilungs- oder Manifestationswunsch, einen lang gehegten Groll oder ein negatives Muster. Konzentrieren Sie sich in jeder Chronik auf dasselbe Problem, und lernen Sie dabei die jeweiligen Möglichkeiten kennen, die Ihnen dort geboten werden. Nachdem Sie sich mit den Chroniken vertraut gemacht haben, können Sie jederzeit und aus jedem beliebigen Grund einzeln oder mit anderen zusammen in jede der drei Chroniken reisen.

Schritt 1: Vorbereitung. Nehmen Sie eine bequeme Körperhaltung ein, und führen Sie Geist-zu-Geist durch, indem Sie Ihren Geist, die Geister anderer Beteiligter und den göttlichen Geist bestätigen. Wählen Sie ein Thema aus, das Sie gern bearbeiten würden, und formulieren Sie eine Absicht, die sich auf das erwünschte Ergebnis bezieht. Sie sollten wissen, dass der göttliche Geist letztlich das optimale Ergebnis herbeiführt.

Schritt 2: Auf den Thymus konzentrieren. Ihr Thymus ist der körperliche Sitz Ihres achten Chakras. Bitten Sie den göttlichen Geist, Sie in das Zentrum dieses Organs zu bringen und Ihren Geist darin zu aktivieren. Sie stehen auf einem glänzenden weißen Marmorboden, der in der ozeanischen Nacht schwebt und über dem die Sterne hell scheinen. Zu Ihrer Linken befindet sich eine Tür, die mit »Akasha-Chronik« beschriftet ist. Zu Ihrer Rechten sehen Sie eine Tür mit dem Schild »Schattenchronik«.

Schritt 3: Die Akasha-Chronik betreten. Wenden Sie sich der linken Tür zu, öffnen Sie sie, und gehen Sie den dahinterliegenden Korridor entlang. Ohne Ihren Thymus zu verlassen, finden Sie sich in dem Zeitraum wieder, der die Entstehung Ihres Problems birgt. Erleben Sie die Situation, die das schwierige Problem verursacht hat, noch einmal. Bitten Sie den göttlichen Geist, Sie darüber zu informieren, wie dieses Erlebnis Sie immer noch beeinflusst. Sie können den göttlichen Geist auch bitten, Sie in eine Zukunft zu projizieren, die sehr wahrscheinlich ist, wenn dieses Problem Ihr Leben auch weiterhin dominiert. Bitten Sie ihn dann um die Wahrnehmung einer anderen möglichen Zukunft, einer Zukunft, die sich ergeben könnte, falls Sie Ihr Problem überwinden. Bitten Sie den göttlichen Geist gegebenenfalls, die Vergangenheit oder die parallele Wirklichkeit zu verändern und damit einen Handlungsstrang zu schaffen, der eine positive Zukunft sicherstellt. Bitten Sie den göttlichen Geist schließlich auch, Heilende Ströme der Gnade an alle zu senden, die etwas mit dem Problem zu tun haben.

Lassen Sie die Akasha-Chronik hinter sich, wenn Sie sich dafür bereit fühlen, und kehren Sie auf den Marmorfußboden zurück.

Schritt 4: Die Schattenchronik betreten. Gehen Sie nun durch die Tür zu Ihrer Rechten. Es ist jetzt an der Zeit herauszufinden, ob Bedauern oder Groll eine Rolle für Ihr zentrales Problem spielen.

Sie sind von Nebel umgeben. Dieser Nebel teilt sich, wenn Sie sich Ihrem Bedauern zuwenden, und enthüllt die Umstände, die mit Ihrem Wunsch, anders gewesen zu sein, verbunden sind. Bitten Sie den göttlichen

Geist, Ihnen zu helfen, die Gründe zu verstehen, aus denen Sie an der bestehenden Situation festgehalten haben. Wenn Sie die Dynamik vollkommen verstanden haben, bitten Sie den göttlichen Geist, die Weisheit zu enthüllen, die Sie aus dieser Erfahrung gewinnen können, und allen Beteiligten Heilende Ströme der Gnade zu schicken. Wenn Sie das Problem gelöst haben, kehrt der Nebel zurück.

Bitten Sie den göttlichen Geist nun, lang gehegten Groll aufzudecken. Wenn er vorhanden ist, teilt sich der Nebel, und Sie sehen die Erfahrung, die den Groll verursacht hat. Bitten Sie um Unterstützung, um die Gründe anzuerkennen, aus denen Sie an Ihrem Unmut festgehalten haben. Wenn Sie Ihre Beweggründe verstanden haben, bitten Sie den göttlichen Geist, Ihnen und anderen Beteiligten Heilende Ströme der Gnade zu senden. Diese Ströme fließen wie Strahlen aus Sonnenlicht klärend und heilend um Sie herum und in Sie hinein. Wenn Sie fertig sind, danken Sie dem göttlichen Geist und verlassen das Reich der Schattenchronik, indem Sie durch die Tür gehen und auf den Marmorfußboden in Ihrem Thymus zurückkehren. Wenn Sie die volle Unterstützung, die Sie benötigen, noch nicht erhalten haben, bekommen Sie sie mit Sicherheit in Schritt 5.

Schritt 5: Das Buch des Lebens sichten. Sie sind zurück in Ihrem Thymus und stehen auf dem weißen Marmorboden. Die Türen zur Akasha-Chronik und zur Schattenchronik sind geschlossen.

Ein Wesen taucht vor Ihnen auf. Es bedeutet Ihnen, dass es vom göttlichen Geist geschickt wurde und daher vertrauenswürdig ist. Es trägt ein Buch bei sich, das es Ihnen hinhält.

Sie nehmen das Buch. Verschiedene Worte sind darauf eingeprägt, darunter Ihr Name und der Titel »Buch des Lebens«. Begutachten Sie das Buch – den Umschlag, die Beschaffenheit, die Farben, wie es sich anfühlt, wie es riecht –, und öffnen Sie es dann. In seinem Innern finden Sie eine Brille, eingebettet in entsprechend ausgehöhlte Seiten.

Sie setzen die Brille auf und schauen sich das Problem, das Sie beschäftigt, durch diese Brille an. Es spielt sich vor Ihren Augen ab, als schauten Sie sich ein Theaterstück oder einen Film an. Sie nehmen die Situation jedoch mit den Augen des göttlichen Geistes wahr. Während Sie sich die Szene anschauen, merken Sie, wie Sie die Negativität oder das Trauma, an der oder dem Sie festhalten, allmählich loslassen. Wenn Sie nichts mehr haben als Weisheit, legen Sie die Brille zurück in das Buch. Ihr spiritueller Begleiter schließt das Buch, nimmt es an sich und teilt Ihnen mit, dass Sie es zurückbekommen, wann immer Sie es brauchen.

Schritt 6: Abschließen. Schließen Sie die Augen, und atmen Sie tief durch, wenn Sie dazu bereit sind. Machen Sie die Augen wieder auf, und nehmen Sie Ihre Umgebung bewusst wahr. Der göttliche Geist hat Sie aus Ihrem Thymus gehoben und in den Alltag zurückgebracht.

Zusammenfassung

Es gibt drei wichtige Energiebibliotheken, in denen die Erfahrungen Ihrer Seele aufbewahrt sind. Da ist einmal die Akasha-Chronik. Sie enthält Ereignisse und Wahrnehmungen aus der potenziellen und tatsächlichen Vergangenheit, der parallelen und tatsächlichen Gegenwart sowie einer möglichen und wahrscheinlichen Zukunft. In der Schattenchronik ist das gespeichert, was wir uns gewünscht hätten. Und schließlich erlaubt uns das Buch des Lebens, Situationen so wahrzunehmen, wie unser göttliches Selbst oder der göttliche Geist sie sehen würde. All diese mystischen Orte sind durch Reisen vom körperlichen Sitz des achten Chakras aus erreichbar – dem Thymus.

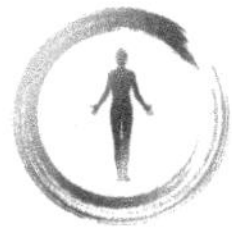

Kapitel 9

Traumabewältigung

Traumabewältigung ist häufig ein schmerzhafter und schwieriger Prozess. Immerhin wird ein Trauma durch Verletzungen verursacht. Auch gibt es so viele verschiedene Ursachen für und Arten von Traumen, dass es schwer sein kann, das Wesen eines Trauma zu ergründen. Deswegen können Behandlung und Bewältigung eines Traumas kompliziert sein.

Dennoch ist die Befreiung von einem Trauma eine der wichtigsten Aufgaben, die Sie mit Energiearbeit angehen können. Ein Trauma verursacht langfristige Schäden und behindert häufig jeglichen Fortschritt. Glücklicherweise haben Sie das feinstoffliche Energieinstrument, das am ehesten zur Bewältigung eines oberflächlichen, tiefen, akuten oder chronischen Traumas geeignet ist, bereits kennengelernt, nämlich die Heilenden Ströme der Gnade, die im vierten Kapitel vorgestellt wurden.

Ich persönlich glaube, dass vielen therapeutischen Methoden zur Traumabewältigung ein wichtiger Schlüssel fehlt. Aus energetischer Sicht ist es für die Traumabewältigung zwingend erforderlich, die Kräfte, die zu einer körperlichen, seelischen oder spirituellen Verletzung beigetragen haben, ausfindig zu machen und zu beseitigen. Diese »Klärung der Kräfte« kann mit den Heilenden Strömen der Gnade und einem Verständnis dafür, wie feinstoffliche Energien ein Trauma schaffen, erhalten und bewältigen, wirkungsvoll umgesetzt werden.

Ich beginne dieses Kapitel, indem ich ein paar Situationen beschreibe, die ein Trauma verursachen. Als Nächstes beschreibe ich »Kräfte« – die Energetik, die Sie verstehen müssen, um die Heilenden Ströme der Gnade zum Einsatz zu bringen. Dann begleite ich Sie durch eine geführte Reise, auf der Sie lernen, die Heilenden Ströme der Gnade zur Heilung eines persönlichen Traumas einzusetzen. Schließlich präsentiere ich Ihnen eine einfache und kurze Übung, bei der die Heilenden Ströme der Gnade ebenso eingesetzt werden wie die Lichtstab-Technik, die bereits im sechsten Kapitel ausführlich vorgestellt wurde. Wenn Sie Ihr Repertoire an Heilmethoden um diese ergänzen, können Sie viel Gutes erreichen.

Was ist ein Trauma?
Die vielen Gesichter des Entsetzens

Grundsätzlich handelt es sich bei einem Trauma um ein beunruhigendes oder erschütterndes Ereignis oder eine entsprechende Erfahrung. Wir neigen oft zu der Annahme, ein Trauma sei durch physische Ereignisse verursacht, aber in Wirklichkeit kann fast jede schmerzhafte

Situation oder Interaktion kurz- oder langfristig negative Auswirkungen haben. Und auch wenn wir ein Trauma in der Regel mit der Interaktion mit einem Objekt oder einer Person in Verbindung bringen, können alle möglichen Situationen ein Trauma auslösen.

Ein Trauma kann beispielsweise folgendermaßen verursacht werden:

- durch eine persönliche Erfahrung, etwa dadurch, dass man geschlagen, misshandelt oder sexuell benutzt wurde. Zu den Faktoren, welche die Schwere der körperlichen Verletzung noch verstärken, gehören der Konsum von Drogen oder Alkohol sowie Gewalt und Missbrauch.
- durch Miterleben eines traumatischen Ereignisses, das eine andere Person betrifft, ob man sie nun kennt oder nicht, etwa indem man einen Missbrauch in der eigenen häuslichen Umgebung beobachtet, ein Video anschaut, in dem ein Terrorist jemanden köpft, oder Zeuge eines Schusswechsels wird.
- durch die Nähe zu einem traumatisierten Menschen, etwa zu einer Mutter, die sexuell missbraucht wurde, oder zu einem Vater, der mit knapper Not einen Krieg überlebt hat.
- durch die Ahnenreihe, etwa über das epigenetische Material, also die genetischen Codes, welche die Erinnerungen, Gefühle und Reaktionen unserer Vorfahren enthalten.
- dadurch, dass wir uns selbst verletzen, sei es physisch oder psychisch.

- dadurch, dass wir einem anderen Wesen, sei es ein Mensch oder ein Tier, traumaauslösende Wunden zufügen.
- durch seelische oder emotionale Verletzungen, vor allem wenn es sich um unregelmäßige oder sich periodisch wiederholende Verletzungen handelt, aber auch wenn diese Verletzungen einmalig sind und nie thematisiert oder bestätigt wurden.

Obwohl sich fast jeder schlecht fühlt, wenn er oder sie eine der oben genannten Situationen erlebt, ist ein Trauma tatsächlich eher subjektiv als objektiv. Die Langzeitfolgen sind schlimmer, wenn eine Situation oder eine Reihe von Ereignissen dazu führt, dass wir uns nicht mehr sicher, allein oder hilflos fühlen. Zu den schwierigsten Situationen gehören solche, mit denen niemand rechnet, die mit vorsätzlicher Grausamkeit einhergehen oder die sich in der Kindheit ereignen.

Es gibt oft übersehene Ursachen eines Traumas, etwa folgende:

- Vernachlässigung
- sexueller Missbrauch, offen oder heimlich
- körperliche Misshandlung, offen oder heimlich
- Miterleben von Suchtverhalten und Missbrauch
- emotionale Grausamkeit
- verbale Grausamkeit
- psychische Misshandlung
- spiritueller oder ideologischer Missbrauch (Fanatismus, Gehirnwäsche, Terrorismus)

- Mobbing
- Trennung von einem Elternteil
- instabile oder unsichere Umgebung
- finanzieller Verlust
- intensivmedizinische Behandlung
- Stürze oder Sportverletzungen
- Operation, besonders in den ersten drei Lebensjahren
- plötzlicher Tod eines nahen Angehörigen
- Autounfall
- einschneidende Trennung
- Demütigung oder peinlicher Vorfall
- Entdeckung einer schweren Krankheit oder eines gravierenden Problems bei sich selbst oder jemand anderem

Woher wissen Sie, ob Sie oder eine andere Person an einem Trauma leiden? Ein Trauma tritt häufig in Verbindung mit körperlichen Schmerzen auf, die nur schwer zu lindern sind, sowie mit unerklärlichen Krankheiten, Schlaflosigkeit und Müdigkeit, Albträumen, Konzentrationsschwierigkeiten, Angstzuständen oder Depression, Schock und Verleugnung, Schuld und Scham, Rückzug aus dem normalen Leben, Suchtverhalten, einem Fehlen befriedigender Beziehungen, Flashbacks (Wiedererleben) und Triggern (Auslösern), Co-Abhängigkeit, Schwermut und Hoffnungslosigkeit. Natürlich können diese Symptome auch durch andere Faktoren verursacht werden. Deswegen ist es wichtig, dass Sie sich professionelle Hilfe holen, wenn Sie glauben, dass Sie unter einem Trauma leiden.

Die Beziehung zwischen feinstofflicher Energie und Trauma. Eine Frage der Kraft

Die meisten von uns verstehen, warum es höchst abträglich ist, ein persönliches Trauma zu durchleben, aber wir fragen uns vielleicht, warum wir so lange davon betroffen sind. Wir könnten uns auch fragen, warum wir allein durch das Beobachten einer traumatischen Situation so stark beeinflusst werden, als wären wir selbst daran beteiligt. Eine Erklärung ergibt sich aus dem Wesen der feinstofflichen Energie.

Wie gesagt, liegen der physikalischen Wirklichkeit feinstoffliche Energien zugrunde. Ein Schaden entsteht, wenn schädliche feinstoffliche Energien in unseren Körper, unseren Geist oder unsere Seele eingebracht oder uns aufgezwungen werden. Wir können mit feinstofflichen Energien umgehen, die zu unseren eigenen passen. Doch was, wenn die feinstofflichen Energien unsere eigenen nicht ergänzen? Diese nicht zusammenpassenden Energien rufen Störungen hervor.

Ein Trauma entsteht, wenn die feinstofflichen Energien, die an einem Ereignis beteiligt sind, als Kraft oder Welle aus geladener Energie organisiert sind. Eine Kraft kann eine natürliche Energie sein, etwa Wind oder Wasser; eine physikalische Energie, etwa ein Feld, das von einem Objekt oder einer Person ausgeht; eine emotionale Energie, die durch ein ausgedrücktes oder nicht zum Ausdruck gebrachtes Gefühl ausgelöst wird; eine verbale Energie in

Form einer internen oder externen Aussage beziehungsweise einer ausgesprochenen oder nicht ausgesprochenen Überzeugung; eine Beziehungsenergie, die entsteht, wenn sich zwei oder mehr Wesen austauschen; eine spirituelle Energie, die den Glauben an die eigene geistige Natur, das Geburtsrecht oder den göttlichen Geist beinhaltet; oder eine andere Art von feinstofflicher Energie, etwa die, die von einer Seele oder Wesenheit ausgeht und aus früheren Leben stammt, oder die von epigenetischem Material oder der Umwelt hervorgebracht wird. Grundsätzlich kann fast jede energetische Interaktion eine Kraft entstehen lassen.

Eine Kraft ist nicht an und für sich gut oder schlecht, aber es ist eine Sache, den Wind im Haar oder den Frühlingsregen auf der Haut zu spüren, und eine ganz andere, in einem Tornado gefangen zu sein oder mitzuerleben, wie das eigene Haus von einem Tsunami weggerissen wird. Normalerweise gilt: Je stärker die Kraft ist, die auf uns einwirkt, desto stärker ist ihr Einfluss. Und auch: Je weniger die Kraft an unsere energetische Signatur angepasst ist, desto traumatischer und langfristiger ist ihre Wirkung.

Es ist schwer, wenn nicht manchmal sogar unmöglich, eine Kraft wahrzunehmen. Wir bemerken vor allem ihren Einfluss. Jemand wird geschlagen, und wir sehen die Beule oder den gebrochenen Knochen. Ein Kind wird angeschrien, und wir fühlen uns schlecht, wenn es weint. Wir nehmen nicht die subtile energetische Aufladung der Kraft wahr, etwa die Wut des Täters oder die Überzeugungen, die einen Alkoholiker dazu bringen, betrunken Auto zu fahren. Alles, was wir mitbekommen, ist, dass sich etwas negativ auf eine Situation auswirkt.

Leider wissen nur wenige Ärzte oder Therapeuten, wie man die feinstofflichen Energien und Kräfte, die sich in einem Opfer niedergelassen haben oder auf dieses auswirken, aufspüren und analysieren kann. Sie stellen vielmehr Traumasymptome wie die im vorherigen Abschnitt aufgeführten fest. Und selbst wenn der Traumatisierte den Ursprung seines Traumas kennt, weiß er selten, wie viele belastende Ladungen er in sein System eingeschlossen hat, die alle noch lange nach dem auslösenden Ereignis dort verweilen. Wir können diese Ladungen durch Energiearbeit jedoch ebenso aufspüren und löschen wie die Kräfte, von denen sie getragen werden, und damit auch energetische Wunden heilen.

Denken Sie einmal darüber nach. Die Tatsache, dass feinstoffliche Energieladungen von Kräften getragen werden, erklärt, warum Energien beinahe für immer in unserem Körper, unserem Geist oder unserer Seele hängen bleiben können. Grundsätzlich kann es sich dabei um physische, psychische oder spirituelle Belastungen handeln. Diese Erklärung eines Traumas macht auch deutlich, warum wir allein dadurch traumatisiert werden können, dass wir Zeuge einer entsprechend negativen Situation werden. Eine traumatische Interaktion erzeugt unsichtbare Kräfte. Diese Kräfte tragen Ladungen, die wiederum an alle Menschen in der näheren Umgebung weitergegeben werden. Die Ladungen, die nicht zu uns passen, können uns Schaden zufügen.

Wenn wir Energiearbeit mit uns selbst oder anderen machen, müssen mehrere Faktoren berücksichtigt werden. Es folgt nun eine genauere Beschreibung dessen, was energetisch tatsächlich passiert, wenn wir traumatisiert werden. Dieser Überblick macht deutlich, was für die energetische Traumabewältigung von zentraler Bedeutung ist.

Der Weg des Traumas. Die beteiligten Faktoren

Die ein Trauma verursachenden Kräfte werden auf folgende Weise im Körper aktiv:

Ursprung

Es kann wichtig sein zu wissen, was oder wer die unerwünschte Kraft hervorgebracht hat, aber manchmal weiß die traumatisierte Person nichts über deren Ursprung. Sie können aber auch ohne dieses Wissen bei der Traumabewältigung helfen, weil es bei der Energiearbeit darum geht, ein Trauma zu untersuchen, indem man nach der störenden Kraft oder ihren Nebenwirkungen sucht.

Eintrittspunkt

Eine Kraft tritt über einen Teil des feinstofflichen oder physischen Körpers, etwa die Aura, die Chakras oder das Körpergewebe, in ihr Opfer ein. Eine Seele kann auch eine negative Kraft von einem Leben zum anderen tragen.

Wenn dies der Fall ist, tritt die Kraft ebenfalls durch einen Teil des feinstofflichen oder physischen Körpers in die Person oder das Wesen ein. Die Eintrittspunkte weisen in der Regel Symptome der einen oder anderen Art auf – physische, psychische oder spirituelle.

Austrittspunkt

Wenn eine Kraft längere Zeit vorhanden ist, oder bei aufgeplatzten Wunden entstehen mehrere Austrittspunkte. Diese Austrittspunkte zeigen in der Regel Symptome, die gleich oder auch ganz anders sein können als die an den Eintrittspunkten.

Verlauf

Die Kraft bahnt sich einen Weg durch das feinstoffliche Energiesystem und den feinstofflichen Körper. Auf diesem Weg kann Folgendes geschehen, und zwar entweder, direkt nachdem die Kraft in das System eingetreten ist, oder im Laufe der Zeit:

- Der Weg bleibt leer. Der Weg kann frei bleiben, was möglicherweise dazu führt, dass sowohl die feinstofflichen als auch die physischen Funktionen, die mit dem Weg verbunden sind, beeinträchtigt werden.
- Die Kräfte nisten sich ein. Nicht alle Kräfte verschwinden wieder. Diejenigen, die in einem Teil des Körpers

oder Energiesystems eingelagert bleiben, bilden einen Stau und verursachen entsprechende physische und emotionale Schmerzen.

- Der Weg wird unpassierbar. Der Weg wird durch unpassende Energien blockiert.
- Die Ladungen bleiben erhalten. Die Ladungen, die von der schädigenden Kraft getragen werden, können auf dem Weg bleiben und weitere Traumen anziehen, in denen sich das ursprüngliche Trauma widerspiegelt.
- Heilung. Der Weg kann von wohltuenden Energien erfüllt werden, die eine Heilung möglich machen.

Das verwundete Selbst

Das Selbst, das durch die Kraft verletzt wird, fällt in eine Art Schockstarre und bleibt stecken. Auf diesen Vorgang werde ich jetzt eingehen.

Trauma und das verwundete Selbst

Wie bereits erwähnt, bringt ein Trauma ein verwundetes Selbst hervor. Aus energetischer Sicht bedeutet dies, dass wir, wenn wir von einer Kraft getroffen werden, durch unsere biologische Programmierung in eine Art Schockstarre versetzt werden. Meine Untersuchungen haben mich davon überzeugt, dass der Thalamus, ein Teil des Zwischenhirns, für diesen Prozess zuständig ist.

Aus energetischer Sicht wirkt der Schock wie eine Blase, die das geschädigte Selbst umgibt. Er ist ein wichtiger Überlebensmechanismus. Solange wir in diesem feinstofflichen Energiebehälter eingeschlossen sind, empfinden wir weder Schmerz noch Angst. Wir können auf eine Bedrohung reagieren, ohne durch unsere emotionalen oder physischen Qualen eingeschränkt zu sein. Wenn die Bedrohung abklingt, sollte sich die Schockwelle auflösen. Und an diesem Punkt beginnen wir, unsere Emotionen und körperlichen Reaktionen zu spüren. Wenn uns jemand in diesem Prozess unterstützt, werden die durch die Kraft verursachten Wunden ebenso heilen wie unsere Gefühle und unser Körper, und wir können im Leben Fortschritte machen.

Wenn unser traumatisiertes Selbst jedoch in der Schockblase eingeschlossen bleibt, können wir uns nicht erholen. Der verletzte Aspekt bleibt stecken und kann nicht reifen oder sich entwickeln. Auch die Kräfte können nicht geklärt oder geheilt werden. Die eingesperrten Kräfte verschieben unser strukturelles Gleichgewicht, indem sie verschiedene Teile aus unserem System werfen. Die meisten dieser Symptome treten an den Eintritts- und Austrittspunkten der Kraft auf, entlang des Weges oder dort, wo die Energetik untergebracht ist. Das gefangene Selbst bleibt auch weiterhin eingeschlossen oder kapert das reifende Selbst immer wieder und beschert uns posttraumatische Stresssymptome wie Flashbacks oder Trigger.

Wie bereits erwähnt, sind zur energetischen Traumabewältigung viele Schritte notwendig:

- Eintritts- und Austrittspunkte oder eingelagerte Kräfte orten und heilen
- Wege freiräumen und auf angemessene Weise füllen
- den Thalamus reinigen
- das Selbst aus der Schockstarre befreien und neu integrieren

Wie erreichen wir diese Ziele? Wie Sie in der folgenden Übung erleben werden, setzen wir die Heilenden Ströme der Gnade dafür ein.

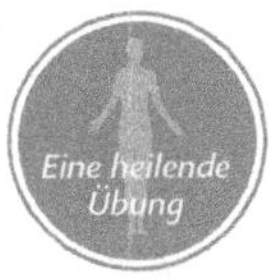

Traumabewältigung durch Reisen

Diese Übung führt Sie durch die zur energetischen Traumabewältigung notwendigen Schritte.

Schritt 1: Vorbereitung. Suchen Sie sich für die Durchführung dieser Übung einen ruhigen Ort aus, an dem Sie ungestört sind. Sie können die Übung als eine rein innerlich geführte machen oder Papier und Bleistift bereitlegen und Ihre Beobachtungen niederschreiben.

Schritt 2: Fokussieren. Konzentrieren Sie sich auf den Ort eines Traumas oder auf eine traumatische Erfahrung, die Sie klären möchten. Sie brauchen dazu nicht zu wissen, was genau das Trauma verursacht hat oder wann es aufgetreten ist. Vielleicht haben Sie einen chronisch entzündeten Ellbogen und möchten herausfinden, was die Entzündung verursacht hat. Oder Sie erleben eine unangenehme emotionale Reaktion. Formulieren Sie, so gut Sie können, eine Absichtserklärung. Sie können sie spezifisch oder ganz allgemein halten, beispielsweise: »Ich möchte den Ursachen meines wunden Ellbogens auf den Grund gehen und ihn heilen«, oder: »Ich lösche die emotionalen Spuren, welche die Beteiligung an einem Autounfall bei mir hinterlassen hat.«

Schritt 3: Geist-zu-Geist. Führen Sie Geist-zu-Geist durch, indem Sie zuerst Ihren eigenen Geist, dann die Geister anderer und schließlich den göttlichen Geist bestätigen. Vertrauen Sie hinsichtlich Ihrer Absicht auf den göttlichen Geist, wissend, dass dieser Ihr Ziel durchaus ändern oder weiterentwickeln kann.

Schritt 4: Den Eintrittspunkt orten. Jedes Trauma hat einen Eintrittspunkt. Bitten Sie den göttlichen Geist, den ursprünglichen Eintrittspunkt des Traumas ausfindig zu machen, auf das Sie sich gerade konzentrieren. Vielleicht sehen Sie ihn vor Ihren geistigen Augen, hören Worte, die ihn beschreiben, oder spüren eine Empfindung oder Emotionen im Körper oder in einem Chakra. Vielleicht nehmen Sie sogar einen Fleck in Ihrer Aura wahr. Nun bitten Sie den göttlichen Geist, Sie über die Situation zu informieren, die diese Verletzung verursacht hat. Verbringen Sie so viel Zeit mit diesem Schritt, wie Sie brauchen.

Schritt 5: Dem Weg folgen. Folgen Sie intuitiv dem Weg, den sich die invasive Kraft gebahnt hat. Werden Sie sich dabei der Energie dieser Kraft bewusst. War es ursprünglich eine natürliche, eine physikalische, eine emotionale, eine spirituelle oder eine andere Art von Kraft? Bitten Sie den göttlichen Geist außerdem, Ihnen erkennen zu helfen, ob es einen oder mehrere Austrittspunkte gibt oder ob die Kraft eingelagert wurde. Bewerten Sie auch den Zustand des Weges. Ist er frei, blockiert oder irgendwie besiedelt? Bleiben Sie so lange wie möglich in dieser Bewertungsphase.

Schritt 6: Um Heilung bitten. Bitten Sie den göttlichen Geist, die Heilenden Ströme der Gnade bereitzustellen, die nötig sind, um den Eintrittspunkt, den Weg und den Austrittspunkt zu klären und neu zu füllen. Sie sollten wissen, dass Sie so lange wie nötig mit den benötigten Strömen verbunden bleiben und dass sich diese im Laufe der Zeit verändern.

Schritt 7: Das verletzte Selbst finden. Bitten Sie den göttlichen Geist, Ihnen zu helfen, das verwundete Selbst wahrzunehmen, das in einer aus Schockwellen gebildeten Blase sitzt. Verbringen Sie so viel Zeit wie nötig damit, eine Beziehung zu diesem Selbst herzustellen. Vielleicht hören, spüren oder berühren Sie dieses Selbst. Bitten Sie es, seine Geschichte zu erzählen und von seinen Gefühlen zu sprechen. Und was besonders wichtig ist: Bitten Sie den göttlichen Geist, sich voll und ganz den Bedürfnissen dieses Selbst zu widmen, auch wenn es in der Blase sitzt.

Schritt 8: Den Schock auflösen und den Thalamus reinigen. Bitten Sie nun den göttlichen Geist, Heilende Ströme der Gnade fließen zu lassen, um den Thalamus zu reinigen und die Schockwellen zu ersetzen. Diese Einhüllung in Gnade stellt sicher, dass das verwundete Selbst die Trauer und den Schmerz auf gesunde Weise verarbeiten kann.

Schritt 9: Um Einsicht bitten. Bitten Sie den göttlichen Geist, Sie mit zusätzlichen Erkenntnissen oder Wissen darüber zu versorgen, wie Sie wieder ganz am Leben teilnehmen können.

Schritt 10: Abschließen. Wenn Sie fertig sind, atmen Sie mehrmals tief durch, bestätigen den göttlichen Geist und kehren in Ihren Alltag zurück.

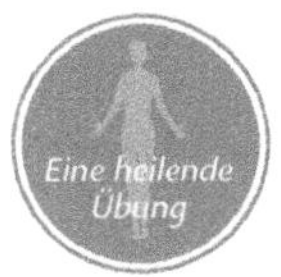

Den Lichtstab zur Traumabewältigung einsetzen

Der Einsatz des Lichtstabs ist eine einfache und schnelle Methode zur Beseitigung einer traumatischen Kraft. Dieses Mittel ist besonders wirksam, wenn Sie die vorherige Übung bereits gemacht haben und wissen, wo die Eintrittswunde ist. Es lässt sich auch sehr gut anwenden, wenn Sie sich gerade eine Wunde zugezogen, also beispielsweise irgendwo den Kopf gestoßen haben. Im Wesentlichen zeigen Sie mit Ihrem/n »Lichtstab«-Finger/n auf die Eintrittswunde und senden Heilende Ströme der Gnade hindurch.

Bei einer körperlichen Verletzung, vor allem bei einer, die man sich gerade zugezogen hat, ist es ziemlich leicht, die Eintrittswunde ausfindig zu machen. Wenn Sie sich den Zeh verstaucht haben, richten Sie den Lichtstab – einen Finger oder mehrere Finger zusammen – auf den Zeh. Es kann jedoch schwierig sein, die Eintrittswunde eines Langzeitschmerzes beziehungsweise eines psychischen oder spirituellen Leidens ausfindig zu machen.

Was können Sie tun, wenn Sie sich nicht sicher sind? Sie können immer Geist-zu-Geist durchführen und den göttlichen Geist bitten, Ihnen zu sagen oder zu zeigen, wo die Eintrittswunde ist. Eine andere Möglichkeit besteht darin, den Eintrittspunkt eines Traumas mental ausfindig zu machen. Ziehen Sie eine Linie von der schmerzenden Stelle bis zum nächsten Chakra und deuten Sie mit dem/n Finger/n auf das Chakra. Sie können auch ein emotionales oder spirituelles Symptom mit einem Chakra verbinden. Nutzen Sie die Informationen über die Chakras aus dem ersten Kapitel, um ein Problem mit dem naheliegenden Chakra zu verknüpfen. Beispielsweise hat ein »gebrochenes Herz«, das auf eine gescheiterte Liebesbeziehung zurückgeht, sicher etwas mit Ihrem vierten Chakra zu tun.

Es kann schwierig sein, die Eintritts- von den Austrittswunden zu unterscheiden. Bei manchen Klienten zeigen sich die Symptome nur an den Austrittspunkten. Wenn Sie es nicht wissen, bitten Sie den göttlichen Geist, Ihnen bei der Umsetzung von Veränderungen über die Austrittswunde zu helfen.

Wie für den eigentlichen Prozess setzen Sie auch hier die Technik ein, die im sechsten Kapitel beschrieben wurde. Deuten Sie einfach mit dem/n Finger/n auf die Eintrittswunde, und bitten Sie den göttlichen Geist, Heilende Ströme der Gnade dort hindurchzuschicken. Bleiben Sie konzentriert, bis Sie spüren, dass die Ströme eifrig bei der Arbeit sind.

Zusammenfassung

Traumabewältigung kann ein langer und komplizierter Prozess sein. Ein Trauma, das von beliebig vielen Ereignissen verursacht worden sein kann, beinhaltet das Eindringen energetischer Kräfte. Entsprechende Eintritts- und Austrittspunkte sowie der Weg, den diese Kräfte nehmen, können zur Förderung der Traumabewältigung repariert werden. Es ist außerdem wichtig, das traumatisierte Selbst zu retten, das möglicherweise in einer Schockblase eingekapselt und völlig handlungsunfähig ist.

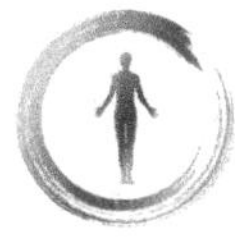

Kapitel 10

Die vier Zonen der Seele

Viele Lebensprobleme haben ihren Ursprung in der Seele. Das klingt zwar einfach, aber das Prinzip ist kompliziert. Immerhin ist unsere Seele schon in fast alle Epochen und an fast alle Orte gereist. Glücklicherweise gibt es vier entscheidende Zonen oder Stadien der Existenz, in denen die Seele in einer einzigen Lebenszeit Erfahrungen macht. Mit dem Wissen über diese Zonen und die Art des jeweiligen Problems können Sie sich bis zum Ursprung eines seelenbasierten Problems vorarbeiten.

In diesem Kapitel mache ich Sie zuerst mit den vier Zonen oder Stadien bekannt, die eine Seele in einer einzigen Lebenszeit durchläuft. Das soll Ihnen helfen, diese Zonen im Hinblick auf Ihr aktuelles Leben zu analysieren. Durch Konzentration auf die jeweilige Zone beim Einsatz von Geist-zu-Geist und den Heilenden Strömen der Gnade können Sie handfeste Veränderungen in Ihrem Leben vornehmen. Die Übung am Ende dieses Kapitels führt Sie durch jede einzelne Zone. Sie können sie ausprobieren und zu einem späteren Zeitpunkt zu jeder Zone zurückkehren.

Wir wissen, dass das Leben kompliziert ist. Damit wir besser verstehen, wie unser Leben aussehen sollte, ordnen Therapeuten unsere Entwicklung nach Abschnitten. Wenn wir ein Problem haben, können wir diese Information verwenden, um ein Problem bis in seine Anfangsphase zurückzuverfolgen und »die Löcher zu stopfen«. Wir können die gleiche Operation durchführen, indem wir die vier Entwicklungsstadien untersuchen, die eine Seele in jeder Inkarnation durchläuft und die ich auch als die »Zonen der Existenz« bezeichne.

In der Regel liegt die erste Zone vor der Empfängnis. Die zweite Zone umfasst die embryonale Entwicklung. Die dritte Zone beginnt gleich nach der Geburt und umfasst die Dauer des gesamten Lebens. Das Tor zur letzten Zone öffnet sich, wenn der Körper stirbt oder auch erst nach dem Tod eines Menschen. Wir können allerdings jederzeit auf jede dieser Zonen zugreifen, und genau das mache ich, wenn sich ein Klient mit schwierigen Themen auseinandersetzen muss, seien sie physischer, psychischer oder spiritueller Natur.

Was hat es mit diesen vier Zonen und den jeweils mit ihnen verbundenen Themen auf sich? Werfen wir einen Blick darauf.

Zone 1: Die weiße Zone

Vor der Empfängnis betritt die Seele die weiße Zone, um einen Seelenvertrag auszuhandeln. Ich bezeichne diese Arena als die »weiße Zone«, weil ich sie außersinnlich als großen weißen Raum wahrnehme.

Ein Seelenvertrag funktioniert insofern wie alle anderen Verträge auch, als darin festgelegt wird, was passieren wird und wann. Allerdings beziehen sich die Vertragsbedingungen auf ein bevorstehendes Leben. Im Laufe der Vertragsverhandlungen treffen wir Vereinbarungen mit vielen der Seelen (von Menschen, Tieren und Geistführern), mit denen wir es in unserem bevorstehenden Leben zu tun haben werden. Wir entscheiden uns auch für wichtige Ereignisse wie Unfälle, Karrierewege, Krankheiten, Liebesbeziehungen und andere Lebenssituationen. Ich nenne diese vorab gewählten Sehnsüchte oder Wünsche »Schicksalspunkte«. Nur bestimmte Ereignisse werden im Voraus verfügt. Das Leben diktiert dann seine eigenen Bedingungen. Üblicherweise grenzt ein Seelenvertrag Situationen ein, die uns helfen, an unserem Karma zu arbeiten oder bestimmte spirituelle Lektionen zu lernen. Wir schließen diesen Vertrag mithilfe des göttlichen Geistes oder eines spezialisierten Geistführers ab.

Alle möglichen Probleme haben ihren Ursprung in der weißen Zone beziehungsweise ergeben sich im Laufe des Lebens wegen der weißen Zone, weil sich die ursprünglichen Vertragsvereinbarungen verkürzt gesagt als nicht umsetzbar, nicht zuträglich oder nicht erfüllbar erweisen. Das Leben ist chaotisch. Es können sich Ereignisse entfalten, die es unmöglich machen, einen Schicksalspunkt zu erfüllen. Hier ein paar Beispiele, die ich alle bei meinen Klienten beobachtet habe:

Stellen Sie sich vor, Sie sind eine Frau und haben sich ursprünglich dafür entschieden, kinderlos zu bleiben, weil sie lernen wollten, sich selbst zu erziehen, aber als Erwachsene haben Sie dann Ihre Meinung geändert. Jetzt haben Sie vielleicht Probleme, schwanger zu werden. Oder Sie hatten sich ein bestimmtes Elternpaar ausgesucht, doch dann hat Ihre angehende Mutter den »falschen« Mann geheiratet. Folglich werden Sie von einem Gefühl der Niedergeschlagenheit geplagt, das Sie nicht einordnen können.

Andere häufige Pannen betreffen Liebesbeziehungen. Eine Liebesbeziehung beginnt häufig in den Wolken. In der weißen Zone einigen wir uns beispielsweise darauf, eine andere Seele kennenzulernen, eine Beziehung mit ihr einzugehen, sie zu heiraten und sich sogar von ihr scheiden zu lassen. Diese vorab geschlossenen Vereinbarungen bringen eine Menge Probleme mit sich. Manchmal taucht der vorherbestimmte Partner einfach nicht auf. Dann wieder ist der »Seelenpartner« unsympathisch oder weist uns vielleicht zurück. Ich habe auch Situationen erlebt, in denen der oder die wünschenswerte »andere« nicht einmal inkarniert war.

Seelenpläne entsprechen oft nicht der Realität. Deswegen helfe ich Menschen, die weiße Zone aufzusuchen, wenn sich in Situationen befinden, die wirklich »daneben« sind; wenn sie eine Leere spüren, die gefüllt werden »sollte«, oder wenn sie sich nicht mit dem abfinden können, was entweder passiert oder nicht passiert ist. Ziel ist es, die negativen Teile unseres Seelenplans zu aktualisieren und dadurch unsere Lebensumstände zu verändern.

Zone 2: Die graue Zone

Nach der Empfängnis verlässt unsere Seele die weiße Zone und braust durch die graue Zone, welche die weiße Zone vom Körper trennt. Die Seele zieht in der Regel gegen Ende des zweiten Schwangerschaftsdrittels oder sogar erst bei der Geburt in den Körper ein. Bis dahin schwebt sie rund um den Körper, nachdem sie die graue Zone passiert hat, wo sie mit Geistführern interagiert und die werdenden Eltern besucht.

Die graue Zone ist grundsätzlich ein leerer Raum, in dem Erinnerungen an frühere Leben gelöscht werden. Die graue Energie darin verursacht eine Art Seelenamnesie in Bezug auf frühere Leben und Zwischenleben. Unser aktueller Seelenvertrag bleibt gültig, aber wir vergessen ihn. Mit unseren gelöschten Erinnerungen können wir Situationen mit ganz neuen Augen sehen. (Nach dem Tod werden diese Erinnerungen wieder wach und können auf Reisen durch Zeit und Raum oft wieder zugänglich gemacht werden.)

Viele Probleme treten allein wegen dieser grauen Zone auf. Dazu gehören in erster Linie die Anhaftung von Entitäten und Probleme mit dem Gedächtnis.

Entitäten halten sich häufig in der grauen Zone auf. Es handelt sich dabei um Seelen, die früher auf der Erde inkarniert waren, sowie um Seelen von anderen Planeten und aus anderen Dimensionen. Diejenigen, die nach einem »einfachen Weg« in diese Welt suchen, können sich an eine ankommende Seele anhängen und dann das Schicksal dieser Seele entsprechend verändern oder Störungen verursachen. Manchmal kann eine dunkle Macht sogar verhindern, dass sich eine Seele vollständig verkörpert, was zur Abspaltung und sogar zu pathologischen Reaktionen auf das Leben führen kann. Beispielsweise kann eine störende Seele das Ruder an sich reißen, was zu einem soziopathischen Verhalten führt.

Auch das Löschen der Erinnerungen kann Probleme verursachen. Wenn zu viele Erinnerungen oder Muster gelöscht werden, kann es geschehen, dass die ankommende Seele manipulativen Menschen oder Wesen gegenüber außerordentlich naiv und verletzlich ist. Manchmal findet auch nur eine unvollständige Löschung statt, und Erinnerungen an frühere Leben können sich dann störend auf das aktuelle Schicksal auswirken. Ein Beispiel: Ich habe einmal mit einem jungen Mädchen gearbeitet, die sich daran erinnern konnte, im antiken Griechenland lebendig begraben worden zu sein. Sie wurde ständig von nächtlichen Horrorvisionen heimgesucht, weil Dunkelheit generell in ihr das Gefühl auslöste, gleich sterben zu müssen. Sobald wir ihr geholfen hatten, diese Erinnerung zu verarbeiten, schlief sie ruhig und tief wie ein Baby.

Grundsätzlich untersuche ich die graue Zone, wenn mir jemand verloren und übermäßig naiv oder pathologisch unterentwickelt vorkommt; ebenso, wenn jemand von früher Kindheit an die Anwesenheit von etwas Unheimlichem gespürt hat oder von beunruhigenden Erinnerungen gequält wird.

Zone 3: Die rote Zone

Die rote Zone ist mit einem zusätzlichen Energiekörper vergleichbar, der neben oder um den physischen Körper herum verläuft. Sie ähnelt einer Auraschicht, ist aber dicker und bildet einen einzigartigen feinstofflichen Körper, der kurz vor oder während der Geburt aktiviert wird.

Dieser Energiekörper ist wie ein »Benzintank«, der sich auf magische Weise immer wieder auffüllt, um den feinstofflichen und den physischen Körper mit Lebensenergie zu versorgen. Der Kraftstoff besteht aus feinstofflichen Elementen aus der Umgebung. Diese werden in eine vitale Energie umgewandelt, die als Impulsgeber sowohl feinstofflicher als auch physischer Strukturen fungiert.

In der roten Zone können viele Probleme auftreten. Dazu gehören durch Familienprogramme hervorgerufene Blockaden, Anhaftungen an Wesen, die uns Energie aus der roten Zone rauben, und die Aufnahme seelischer Energien, die von anderen kommen. Wenn Letzteres der Fall ist, gibt es keinen Raum für ankommende feinstoffliche Elemente. Probleme mit der roten Zone äußern sich oft in starker Erschöpfung, Energiemangel oder in ähnlichen Symptomen wie Fibromyalgie oder chronischer Müdigkeit.

Zone 4: Die schwarze Zone

In nahezu jeder Kultur fragt man sich, was passiert, nachdem wir gestorben sind. Eine Chance, die wir entweder unmittelbar vor oder nach dem Tod bekommen, ist der Eintritt in die »schwarze Zone«.

Ich nehme die schwarze Zone als einen Versammlungsraum wahr, in dem wir alle Seelen treffen, mit denen wir auch im Leben verbunden waren. Dieser Raum ist ein heiliger Ort. Sinn und Zweck dieser Versammlung ist es, einander zu vergeben.

Wir können nur für unsere eigene Seele sprechen. Und hier können wir andere um Vergebung bitten und ihnen ebenso vergeben wie uns selbst. Auch wenn diese anderen schon länger verstorben oder noch am Leben sind, ist ein Aspekt ihrer Seele zu dem Treffen eingeladen.

Diese Zone ist zwar hauptsächlich den Sterbenden oder gerade Verstorbenen vorbehalten, kann aber jederzeit besucht werden. Ich habe Menschen in diese Zone geführt, wenn sie Probleme mit jeder Art von Vergebung hatten. Beispielsweise arbeite ich oft mit Menschen, die missbraucht wurden und sich nicht dazu durchringen können, dem Täter zu vergeben. Ziel ist nicht, den urspünglichen Missbrauch zu akzeptieren, sondern vielmehr die energetischen Anhaftungen aufzulösen, die sich zwangsläufig zwischen Opfer und Täter bilden.

Ein anderes wichtiges Vergebungsthema ist die Selbstvergebung. Ich stelle oft fest, dass es Menschen schwerer fällt, sich selbst negative Handlungen zu vergeben als anderen. Letztendlich geht es um Gnade und Barmherzigkeit, also um ein Geschenk, das wir anderen, aber auch uns selbst machen müssen.

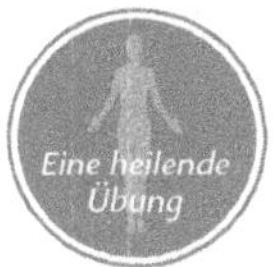

Reise in die vier Zonen der Seele

Die folgende geführte Meditation wird Ihnen helfen, Zugang zu jeder Ihrer vier Seelenzonen zu bekommen. Auf dieser Reise, die wie im fünften Kapitel beschrieben in Ihrem Thymus durchgeführt wird, bleiben Sie offen für alles, was der göttliche Geist Ihnen in der jeweiligen Zone zeigen will. Wenn Sie diese Reise einmal gemacht haben, können Sie später jederzeit wieder mit einer bestimmten Absicht in jede der vier Zonen gleiten.

Schritt 1: Geist-zu-Geist. Suchen Sie einen ruhigen, angenehmen Ort auf und führen Sie Geist-zu-Geist durch. Bestätigen Sie Ihren eigenen Geist, die Geister anderer und den göttlichen Geist.

Schritt 2: Im achten Chakra zentrieren. Bitten Sie den göttlichen Geist, Sie in die Körperregion Ihres achten Chakras zu führen, den Thymus. Nehmen Sie den dunkel erleuchteten Ozean der Energie um sich herum und das Glitzern der wunderschönen Sterne über sich bewusst wahr. Sie stehen auf dem glänzenden weißen Marmorfußboden und sehen vier Korridore im gleichen Abstand zueinander, ähnlich wie die vier Himmelsrichtungen auf einem Kompass. Jeder dieser kurzen Pfade endet vor einer Tür. Auf den Türen stehen die Namen der vier Zonen: »Weiße Zone«, »Graue Zone«, »Rote Zone« und »Schwarze Zone«.

Schritt 3: Die weiße Zone besuchen. Begleitet vom göttlichen Geist, betreten Sie die weiße Zone. Sie befinden sich in einem weißen Raum. Ein Geistführer sitzt an einem weißen Tisch und deutet auf einen Stuhl auf der gegenüberliegenden Seite des Tischs. Sie nehmen Platz.

Der Geistführer legt einen Vertrag auf den Tisch und blättert ihn durch. Dann zeigt er Ihnen eine Seite, die Sie sehen müssen. Er weist auf einen Passus hin, und Sie lesen ihn. Dann erläutert er die sachbezogenen Informationen und erklärt Ihnen, warum Sie diesen Passus möglicherweise umschreiben möchten. Mit seiner Hilfe ändern Sie den Passus. Anschließend besiegelt der göttliche Geist den Vertrag mit Heilenden Strömen der Gnade. Heilende Ströme unterstützen auch die Transformation, die sich daraus ergibt. Wenn Sie fertig sind, verlassen Sie die weiße Zone wieder und kehren ins Zentrum Ihres Thymus zurück.

Schritt 4: Die graue Zone betreten. Sie gehen durch die Tür mit der Aufschrift »Graue Zone« und befinden sich in einem wabernden grauen Nebel. Der göttliche

Geist umgibt Sie mit einer Blase aus Heilenden Strömen der Gnade und bewahrt Sie sicher in einem Kokon aus Licht.

Der göttliche Geist verweist auf die Herausforderungen, mit denen Sie in der grauen Zone konfrontiert werden. Gibt es Anhaftungen? Erinnerungen, die hätten ausgelöscht werden sollen oder auch nicht? Erlauben Sie dem göttlichen Geist, Ihnen genau die Heilenden Ströme der Gnade zu senden, die erforderlich sind, um all Ihre Probleme zu lösen. Verlassen Sie dann die graue Zone, und kehren Sie ins Zentrum Ihres Thymus zurück.

Schritt 5: Die rote Zone in Augenschein nehmen. Es ist jetzt der richtige Zeitpunkt, durch die Tür mit der Aufschrift »Rote Zone« zu gehen. Sie finden sich in einem Büro wieder, der Leitstelle für die rote Zone. Vor Ihnen steht ein Schreibtisch. Sie setzen sich an diesen Schreibtisch und schalten den Computer an.

Auf dem Monitor erscheint ein Bild Ihres Körpers, umgeben von einer Schicht aus Rot. Das ist Ihre rote Zone. Der göttliche Geist hilft Ihnen, diese Zone zu untersuchen. Er zeigt Ihnen, wo sie zu dick, zu dünn, zerknittert oder sonst wie gestört ist. Sie halten auch nach Anhaftungen, Löchern und Stichwunden Ausschau sowie nach Bereichen, in denen Lebensenergie fehlt oder ungesunde Energie festgehalten wird. Der göttliche Geist weist Sie auch darauf hin, welche feinstofflichen Elemente aus der Umgebung in die Zone gelangen und welche blockiert werden.

Nach Abschluss Ihrer Einschätzung erlauben Sie dem göttlichen Geist, Veränderungen in Ihrer roten Zone vorzunehmen. Sie können die Reparatur der roten Zone am Monitor überwachen, spüren die Veränderungen aber auch. Wenn Sie fertig sind, fließen feinstoffliche Energien ungehindert in Ihre rote Zone und werden in Lebensenergie für Ihren physischen und Ihre feinstofflichen Körper umgewandelt. Lehnen Sie sich zurück und laden Sie die Heilenden Ströme der Gnade ein, in und durch Ihren Körper, Ihren Geist und Ihre Seele zu fließen. Diese Ströme verankern die Änderungen in der roten Zone. Verlassen Sie diese Zone, wenn Sie dazu bereit sind.

Schritt 6: Landung in der schwarzen Zone. Es gibt noch eine Tür, durch die man gehen kann. Sie ist mit »Schwarze Zone« beschildert. In Begleitung des göttlichen Geistes betreten Sie diese Zone durch das Zentrum Ihres Thymus. Dies ist ein Bereich, in dem alles möglich ist, wenn man barmherzig ist.

Alle Seelen, die Sie in diesem Leben kennengelernt haben oder noch kennenlernen werden, sind anwesend. Bitten Sie den göttlichen Geist, Ihnen mitzuteilen, ob eine Seele Vergebung braucht. Wenn das der Fall sein sollte, erlauben Sie dem göttlichen Geist, Sie durch den notwendigen Prozess zu führen. Fragen Sie dann, ob es jemanden gibt, den Sie um Vergebung bitten müssen. Der göttliche Geist leitet Ihre Bitte weiter. Aber unabhängig davon, ob der- oder diejenige nun bereit ist, Ihnen zu vergeben oder nicht – Sie können sich selbst die Art und Weise, wie Sie andere verletzt haben, vergeben. Fragen Sie, zu welcher Veränderung Sie sich verpflichten müssen, und prüfen Sie schließlich, ob es erforderlich ist, dass Sie sich selbst vergeben. Bitten Sie um den Beistand des göttlichen Geistes, wenn Sie ihn brauchen. Seien Sie sich bewusst, dass Vergebung immer vom göttlichen Geist und über die Heilenden Ströme der Gnade an alle Beteiligten weitergegeben wird. Das Band zwischen dem göttlichen Geist und dem Vergebenden wird gestärkt, wenn Gnade gewährt wird.

Wenn Sie mit der schwarzen Zone fertig sind, kehren Sie ins Zentrum Ihres Thymus zurück.

Schritt 7: Abschließen. Genießen Sie das Gefühl der Erneuerung und Freude. Bitten Sie den göttlichen Geist dann, Sie mit Liebe und Gnade wieder in Ihren Alltag zu entlassen.

Zusammenfassung

Es gibt vier Stadien oder Zonen, die eine Seele während eines bestimmten Lebens durchläuft. Dies sind die weiße Zone, in der sich die Seele auf einen Plan für das nächste Leben verpflichtet; die graue Zone, in der Erinnerungen an ein früheres Leben gelöscht werden; die rote Zone, eine Energieschicht der Aura, in der feinstoffliche Elemente in Lebensenergie umgewandelt werden, und die schwarze Zone, in der wir Frieden mit anderen schließen können.

Sie können in jede dieser Zonen reisen, um wichtige Probleme zu lösen und entsprechende Vorteile daraus zu ziehen.

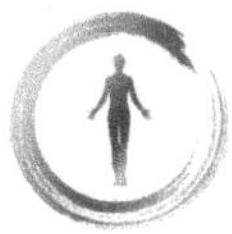

Schlussbemerkung

Einer meiner Lieblingsautoren ist John Muir, von dem folgender Rat stammt:

»Besteige einen Berg und nimm seine frohe Botschaft auf. Der Friede der Natur wird in dich strömen, während die Strahlen der Sonne in die Bäume strömen.« (Muir, 56)

Ziel der Energiearbeit, also der Kunst, physische und feinstoffliche Energien zu lenken, ist es, ein ständiges Bad im Sonnenschein des Lebens zu ermöglichen. In der Tat sind die Strahlen der Sonne den Heilenden Strömen der Gnade insofern vergleichbar, als sie jedem jederzeit zur Verfügung stehen. Wie Segnungen sind auch diese vom Schöpfer ausgehenden Energieströme Vehikel für Heilung und Manifestation.

Wie sonst sollen wir auf die Energieströme zugreifen, wenn nicht mittels Geist-zu-Geist, der universellsten Technik überhaupt? Indem Sie Ihren eigenen Geist, die Geister anderer und den göttlichen Geist bestätigen, richten Sie sich an Ihrem besten Selbst aus. Sie betonen die höchsten Aspekte anderer und verbinden sich direkt mit dem Heiligsten von allen. Aus dem sicheren Geist-zu-Geist-Kokon heraus können Sie Heilung einladen, sich für Manifestationen öffnen und spirituelle Führung bekommen.

Einer der Gründe, warum ich Muis Zitat hier angeführt habe, ist, dass es unterstreicht, was die Natur uns an Gutem zu geben hat. Auf den Seiten dieses Buches haben Sie die fundamentalsten Kernstücke der natürlichen Welt kennengelernt, nämlich die elf feinstofflichen Elemente, aus denen die gesamte Wirklichkeit zusammengesetzt ist. Indem Sie kontinuierlich mit diesen Elementen arbeiten, können Sie sich und andere körperlich, seelisch und geistig ins Gleichgewicht bringen. Es gibt kein Werkzeug, das zur Bewältigung dieser Aufgabe besser eingesetzt werden kann als der Lichtstab – eine Methode, mit der man feinstoffliche Energien wie die Heilenden Ströme der Gnade und die feinstofflichen Elemente mit etwas so Normalem wie einem Finger lenken kann.

In Muirs Zitat ist von der Notwendigkeit, »einen Berg zu besteigen«, die Rede. Sie müssen zwar nicht wirklich einen Berg besteigen, um die in diesem Buch beschriebenen entscheidenden Energiearbeitstechniken und -prozesse nutzen zu können. Aber möglicherweise müssen Sie in verschiedene mystische Dimensionen reisen, in denen die Geheimnisse von Gesundheit und Glück enthalten sind. Reisen Sie nach Belieben in die verschiedenen Bibliotheken Ihrer Seele, etwa in die Akasha-Chronik, in der die Vergangenheit, die Gegenwart und die Zukunft gespeichert sind; in die Schattenchronik, die einen Einblick in das gibt, was hätte geschehen können oder sollen; oder in das Buch des Lebens, das Ihnen einen Blick durch »Gottes Brille« auf Sie selbst und andere ermöglicht.

Der Einsatz der einfachen Reisetechnik, die ich in diesem Buch vorgestellt habe, kann Sie auch in eine andere

Richtung führen, nämlich durch die vier Zonen Ihrer Seele. Zu Beginn jedes einzelnen Lebens besucht unsere Seele die weiße Zone, wo sie einen Vertrag für die bevorstehende Inkarnation abschließt. Nach Abschluss dieses Seelenvertrags rauscht sie durch die graue Zone, in der Nebelwolken ihre Erinnerungen an das frühere Leben auslöschen, damit das neue Leben ganz von vorn beginnen kann. Bei der Geburt wird die rote Zone aktiviert und ein ununterbrochener Strom feinstofflicher Elemente kommt auf uns zu. Dieser Strom treibt den Körper an, die Wünsche der Seele zu erfüllen. Und dann, am Ende des Lebens, landet die Seele in der schwarzen Zone, jenem Versammlungsplatz, in dem Vergebung und Befreiung gefördert werden.

Wie ich in der Einführung schon gesagt habe, setze ich jede in diesem Buch beschriebene Technik täglich ein, sowohl privat als auch beruflich. Ich beschäftige mich ständig mit den Elementen, den Seelenaufzeichnungen und den Zonen, um mir selbst und anderen zu helfen. Diese für mich entscheidenden Techniken und Prozesse helfen mir nicht nur, andere umfassend zu unterstützen, sie machen es auch mir selbst möglich, auf die natürlichste Weise zu leben, die man sich nur denken kann. Ich besteige die Berge des Lebens, entspanne mich aber auch in den Tälern. Von Sonnenaufgang bis Sonnenuntergang nehme ich die Strahlen der Sonne in mich auf. Ich lebe voll und ganz, und das ist das Wichtigste, was wir auf dieser grünen Erde tun sollen.

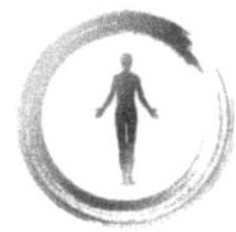

Anhang

Die wichtigsten Techniken für die Energiearbeit, kurz zusammengefasst

Hier noch einmal auf einen Blick die schnellen und einfachen Schritte zur Anwendung der in diesem Buch behandelten Techniken:

Geist-zu-Geist

Dieser einfache Drei-Schritte-Prozess zentriert Sie in Ihrem wahren Selbst. Er macht es Ihnen möglich, mit dem höchsten Aspekt anderer zu interagieren und Ihren Willen einer höheren Macht unterzuordnen. Indem Sie diese Technik anwenden, laden Sie nur das beste Ergebnis für sich selbst und andere ein.

- Bestätigen Sie Ihren eigenen Geist.
- Bestätigen Sie die Geister anderer, die sichtbaren wie die unsichtbaren.

- Bestätigen Sie den göttlichen Geist. Er sorgt für ein Ergebnis, das zum Besten aller Beteiligten ist.

Heilende Ströme der Gnade

Heilende Ströme der Gnade ergießen sich ohne Ende aus dem göttlichen Geist. Wenn sie erst einmal energetisch mit Ihnen oder einem anderen Menschen verbunden sind, erzeugen diese Ströme das bestmögliche Ergebnis. Dieses Versprechen bezieht sich auf das Heilen, das Manifestieren oder auf die Führung, die wir bekommen. Mit den folgenden einfachen Schritten fordern Sie die universellen Ströme für sich selbst oder andere an.

- Führen Sie Geist-zu-Geist durch.
- Bitten Sie den göttlichen Geist, Ihnen selbst oder anderen die passenden Heilströme der Gnade zu senden. Diese können auch in ein Objekt, eine Substanz oder irgendetwas anderes fließen.
- Danken Sie dem göttlichen Geist dafür, dass er diese Ströme den jeweiligen Notwendigkeiten entsprechend aktualisiert und verändert.

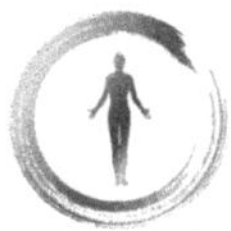

Literatur und Quellen

Anonym: Cornerstone Books, »Phineas Parkhurst Quimby«. http://phineasquimby.wwwhubs.com/.

Anonym: Cymascope. »Introduction«. http://www.cymascope.com/cyma_research/history.html.

Anonym: Twin Pregnancies and Beyond. »Vanishing Twin Syndrome«. http://www.twin-pregnancy-and-beyond.com/vanishing-twin.html.

Collins, Danica: »Extraordinary Healing Power of Love ... Causes Cancer to Vanish«, in: *Underground Health Reporter*, 11. November 2011www.underground healthreporter.com/bracohealing-power-of-love-cancer/.

Dale, Cyndi: *Der Energiekörper des Menschen. Handbuch der feinstofflichen Anatomie*, Lotos München 2012.

Dale Cyndi: *Das Handbuch der Energiemedizin. Der Energiekörper des Menschen in der Praxis*, Lotos München 2014.

Emspak, Jesse: »Spooky! Quantum Action is 10.000 Faster Than Light«, in: *livescience*, 15. März 2013. http://www.livescience.com/27920-quantum-action-faster-than-light.html.

Kamp, Matthias: *Bruno Gröning. Revolution in der Medizin. Rehabilitation eines Verkannten. Eine ärztliche Dokumentation der Heilung auf geistigem Wege,* Grete Häusler Köfering 2006.

Muir, John: *Our National Parks*, Houghton, Mifflin and Company New York 1901.

Newton, Alonzo Eliot: *The Modern Bethesda or: The Gift of Healing Restored.* Newton Publishing New York 1879.

Orzel, Chaz: »Seven Essential Elements of Quantum Physics«, in: Uncertain Principles, ScienceBlogs, 20. Januar 2010. http://scienceblogs.com/principles/2010/01/20/seven-essential-elements-of-qu/.

Pearsall, Paul: *The Heart's Code. Tapping the Wisdom and Power of Our Heart Energy*. Broadway Books New York 1998.

Ross, Steven: »Dr. James Rogers Newton ... and His Gift of Healing«, www.wrf.org/men-women-medicine/dr-james-newton-healing-gift.php.

Walia, Arjun: »Nothing Is Solid & Everything Is Energy. Scientists Explain the World of Quantum Physics«, in: *Collective Evolution,* 27. September 2014. www.collective--evolution.com/2014/09/27/this-is-the-world-of-quantum-physics-nothing-is-solid-and-everything-is-energy/.

West, Brandon: »Proof that the Human Body is a Projection of Consciousness«, in: *Waking Times,* 16. April 2014. http://www.wakingtimes.com/2014/04/16/proof-human-body-projection-consciousness/.